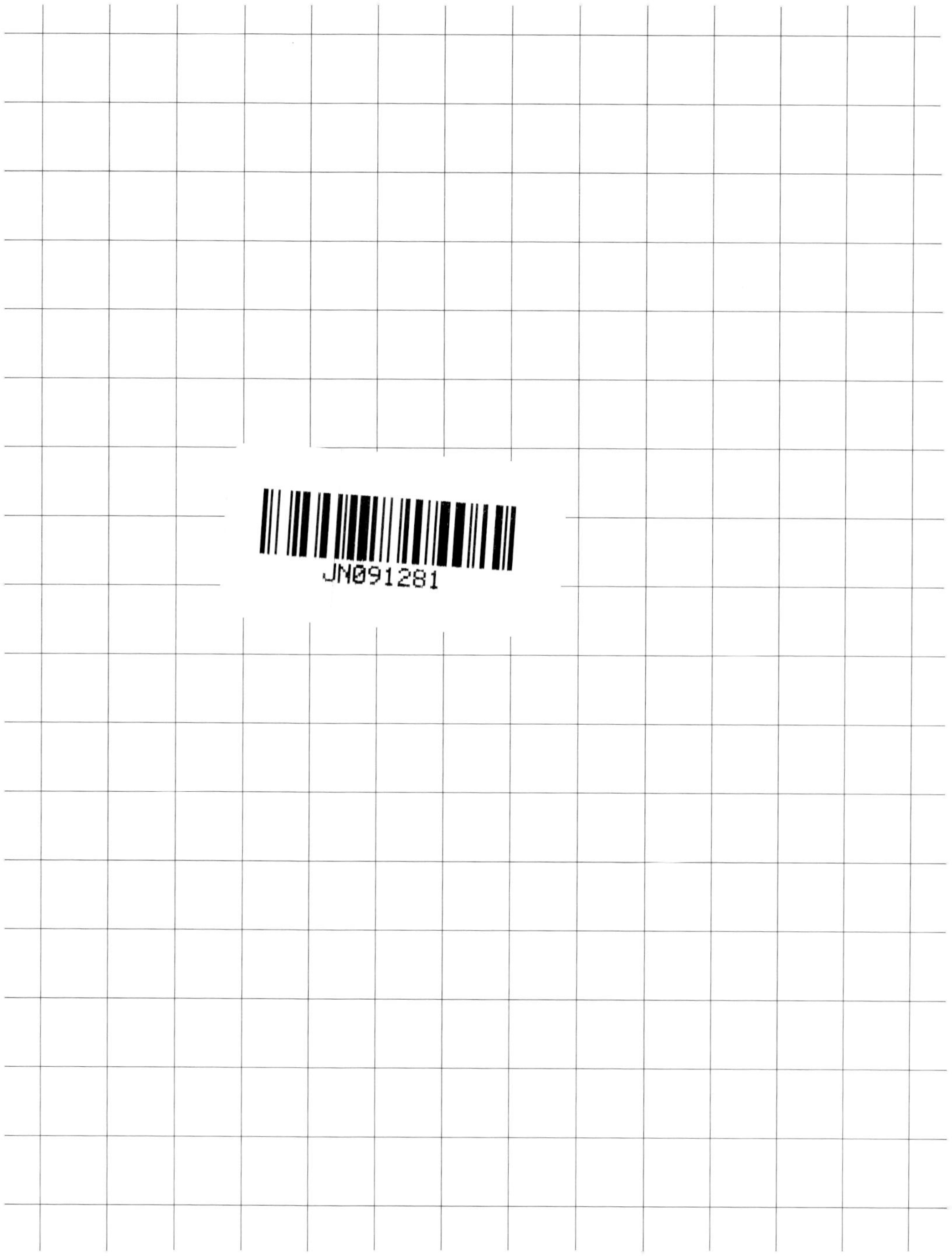

31cm

ヘアドネーションの今を伝え、未来につなぐ

NPO法人JHD&C監修

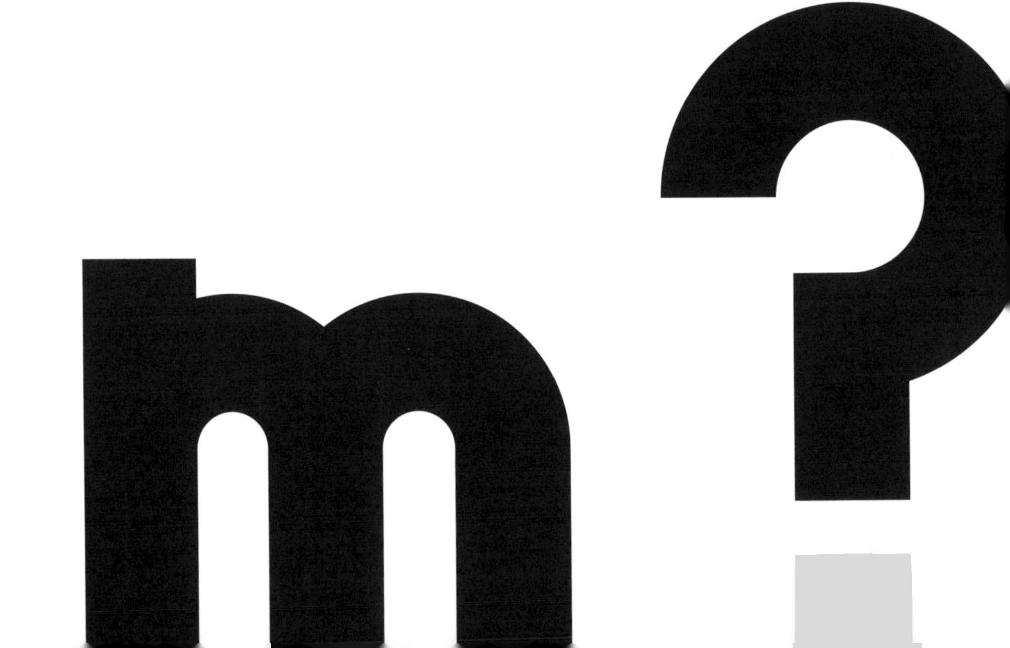

[31cm]
ヘアドネーションをするために
最低限必要な髪の長さ

[ヘアドネーション]
切った髪を寄付すること

寄付された髪の毛から作ったウィッグを
何らかの事情で髪に悩みを持つ子どもたちに
無償で提供する活動のこと

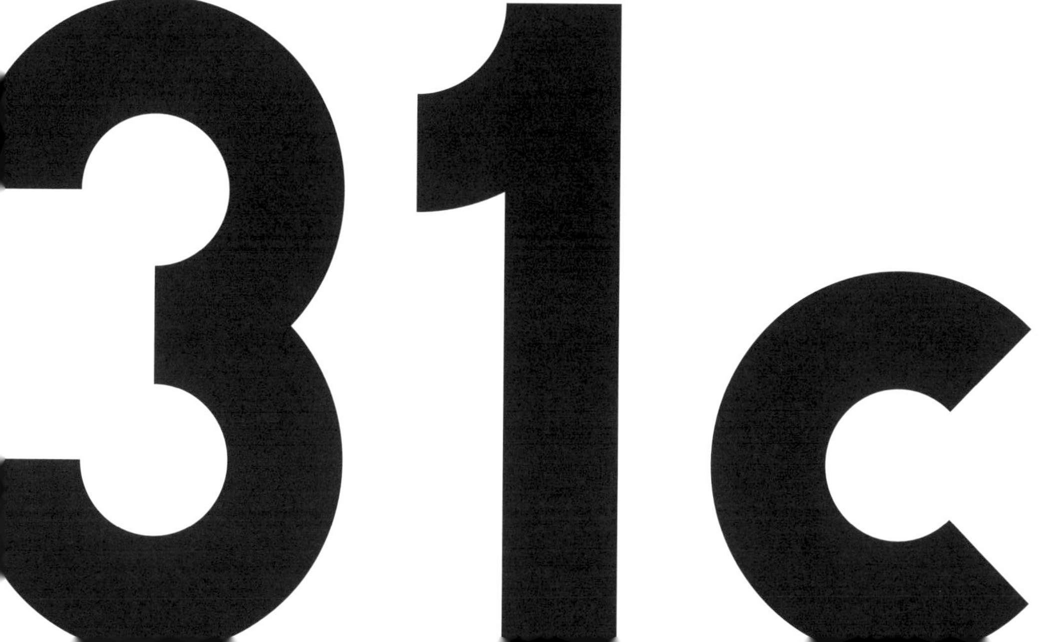

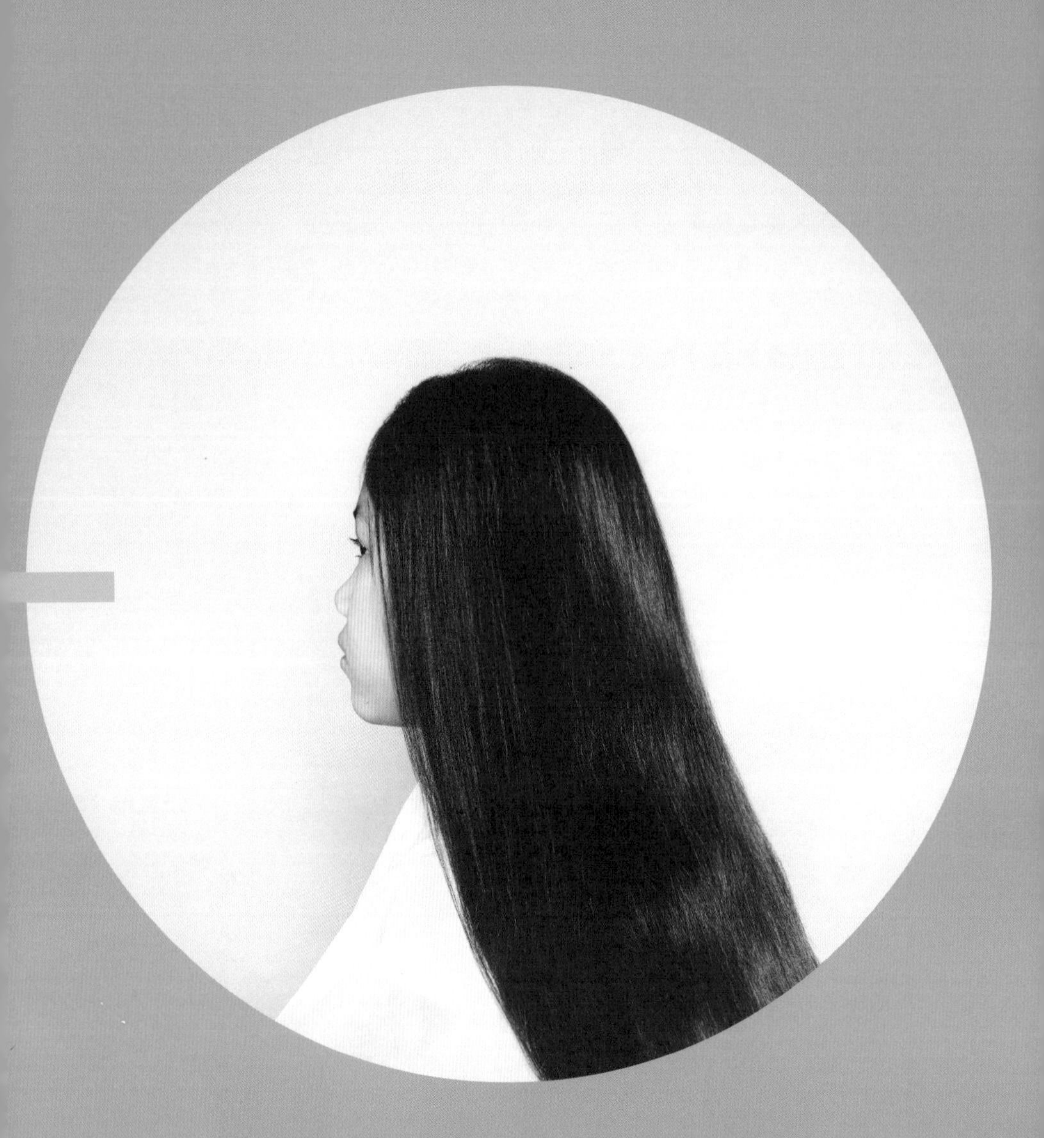

HOW TO DONATE YOUR HAIR

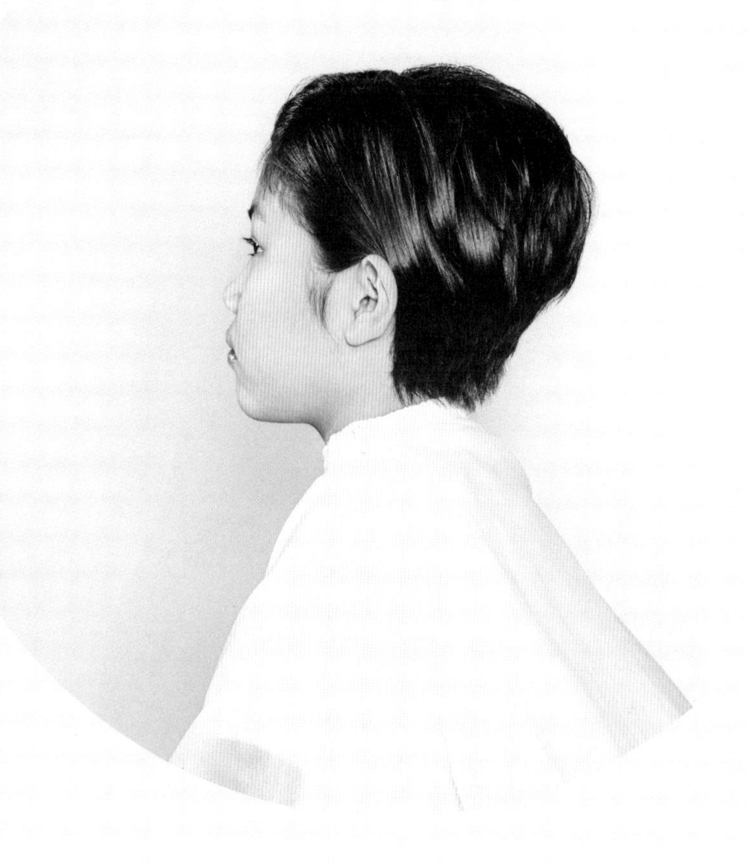

HOW TO DONATE YOUR HAIR

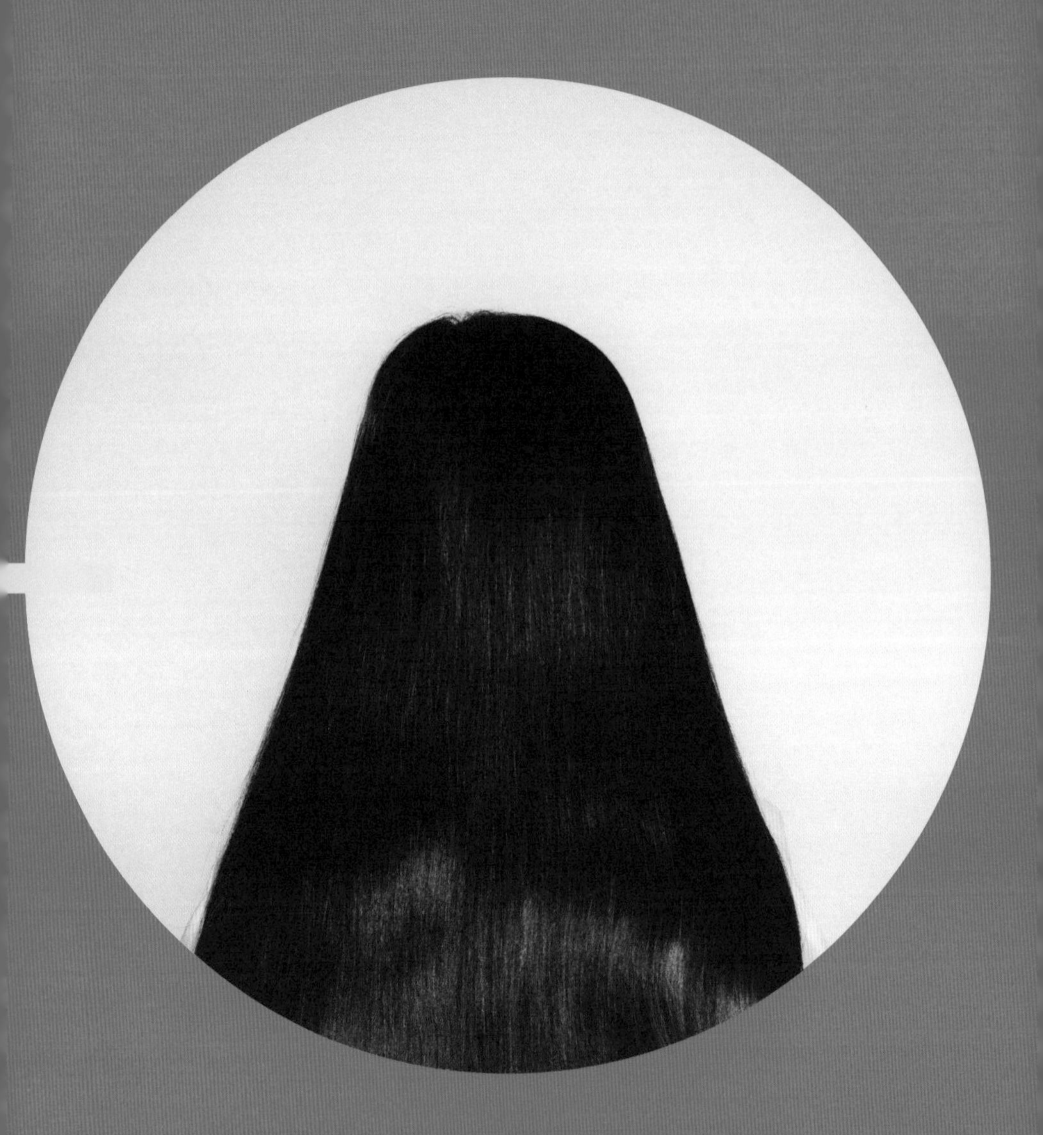

HOW TO DONATE YOUR HAIR

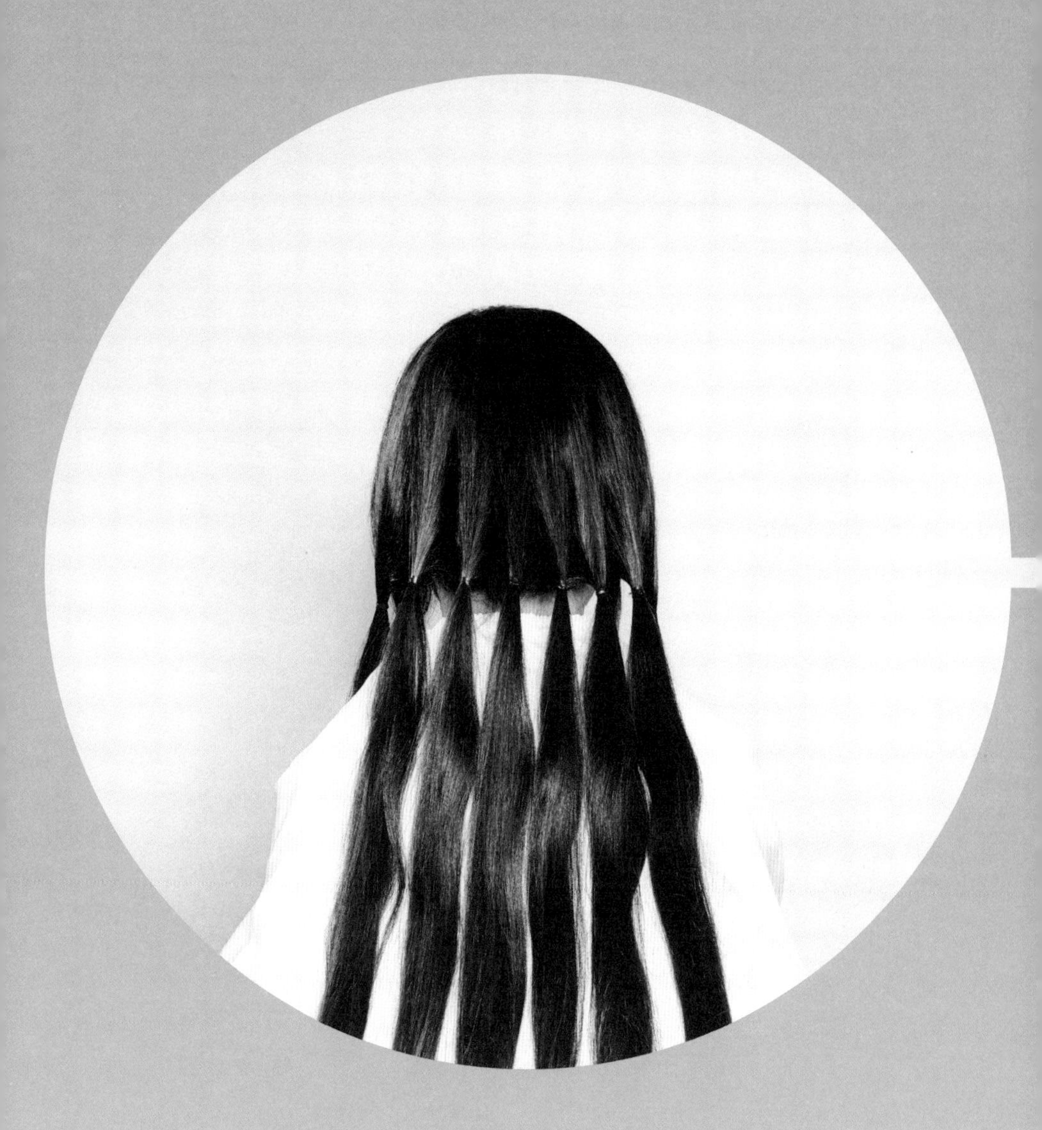

HOW TO DONATE YOUR HAIR

はじめに

『31cm』を読みすすめるにあたって、最初に知ってほしいこと

ヘアドネーションとは？

寄付された髪の毛から作ったウィッグを、脱毛症や乏毛症（ぼうもうしょう）、小児がんの治療など、
何らかの事情で髪に悩みを持つ子どもたちに無償で提供する活動のこと。
ジャーダックでは、寄付できる髪の毛の長さを「31cm」以上と規定しています。

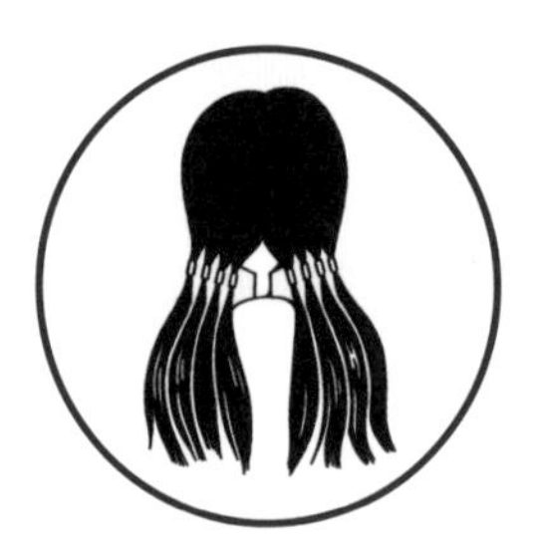

1 髪の毛を切る

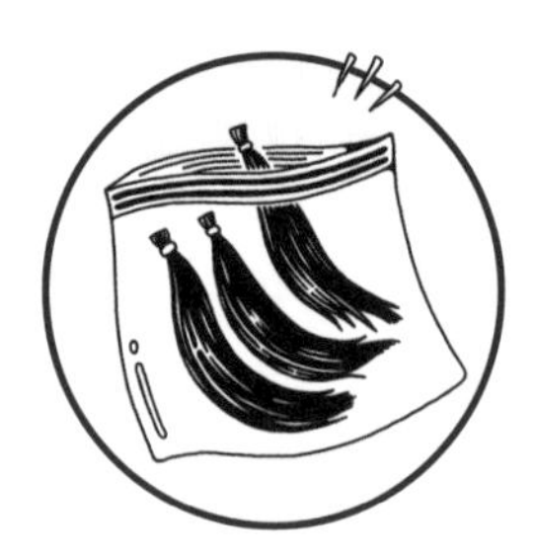

2 髪の毛を送る

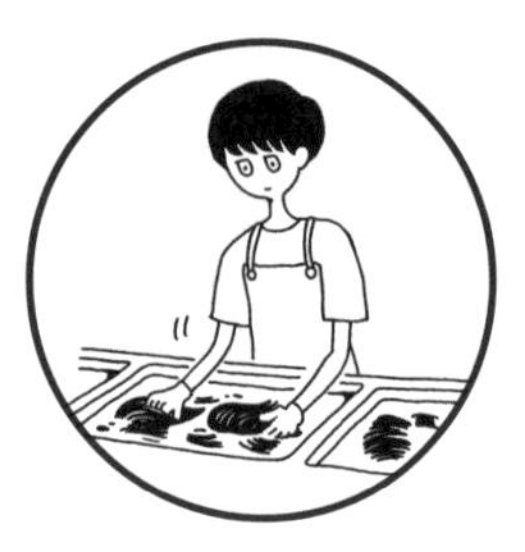

3 トリートメント処理

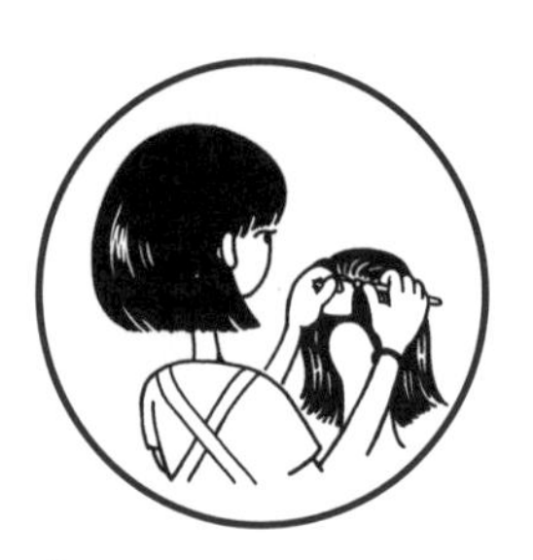

4 寄付された髪でウィッグを作る

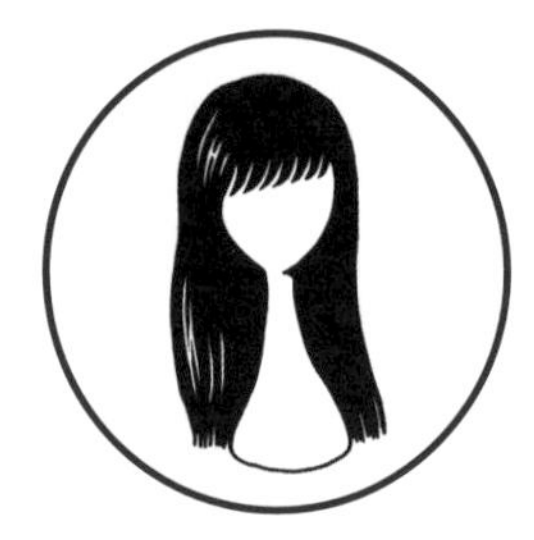

5 子どもたちにウィッグを届ける

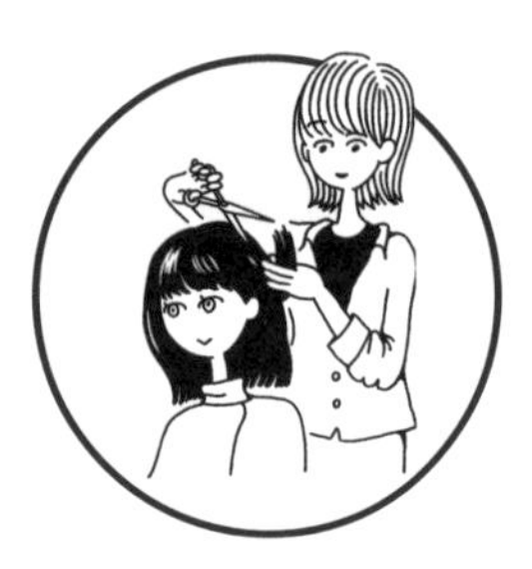

6 ウィッグ・カット

ヘアドネーションに関わる人たち

様々な立場からヘアドネーションに携わる人たち。
この本のインタビューに登場します。

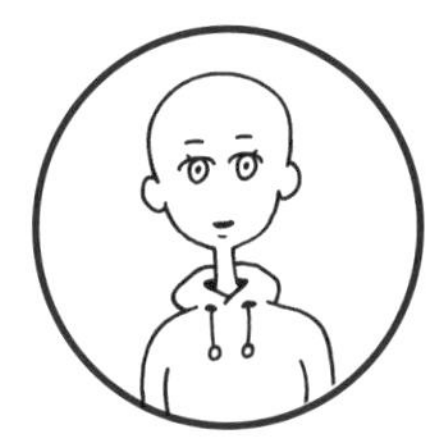

レシピエント
ウィッグを
受け取る人

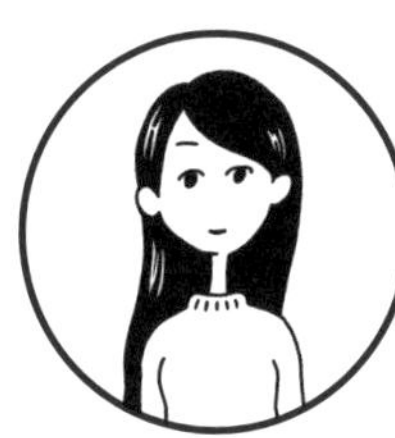

ドナー
髪の毛を
提供する人

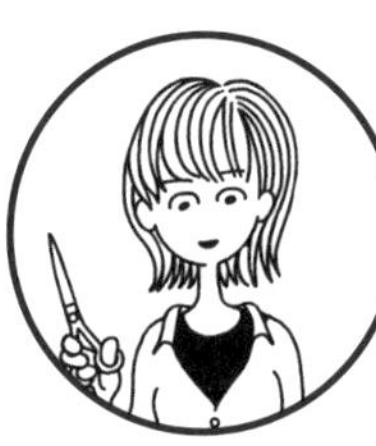

美容師
髪の毛を
カットする人

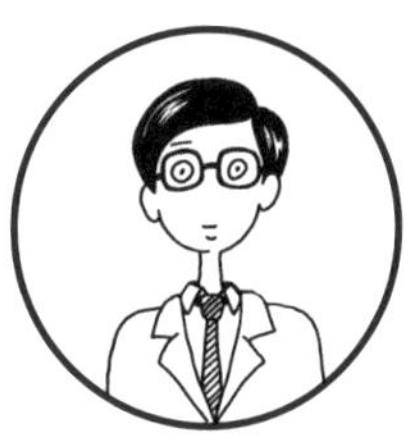

医療者
病気の治療に
関わる人

ジャーダック

特定非営利活動法人Japan Hair Donation & Charity
(通称 NPO法人 JHD&C〈ジャーダック〉)

2009年に2人の美容師が設立。
日本で初めて、寄付された髪だけで作ったメディカル・ウィッグを髪に悩みを持つ
18歳以下の子どもたちに無償で提供する
ヘアドネーションの活動を始めた特定非営利活動法人。
主にこの本のコラムに登場します。

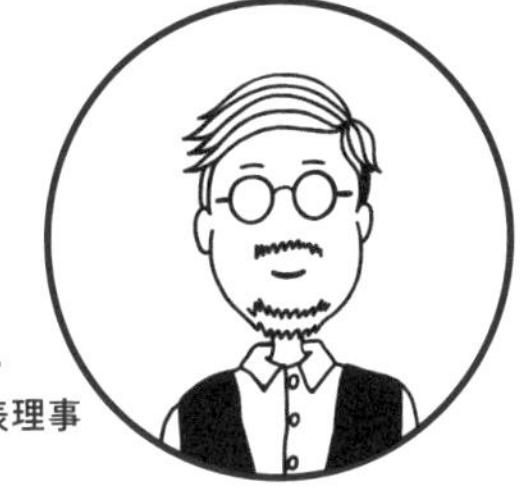

渡辺貴一
ジャーダック代表理事
美容師

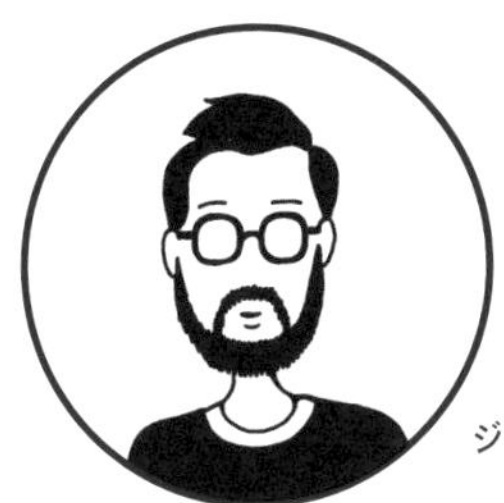

KENSHIN
ジャーダック理事
美容師

CONTENTS

RECIPIENT

INTERVIEW

佐野 心咲

Misaki Sano

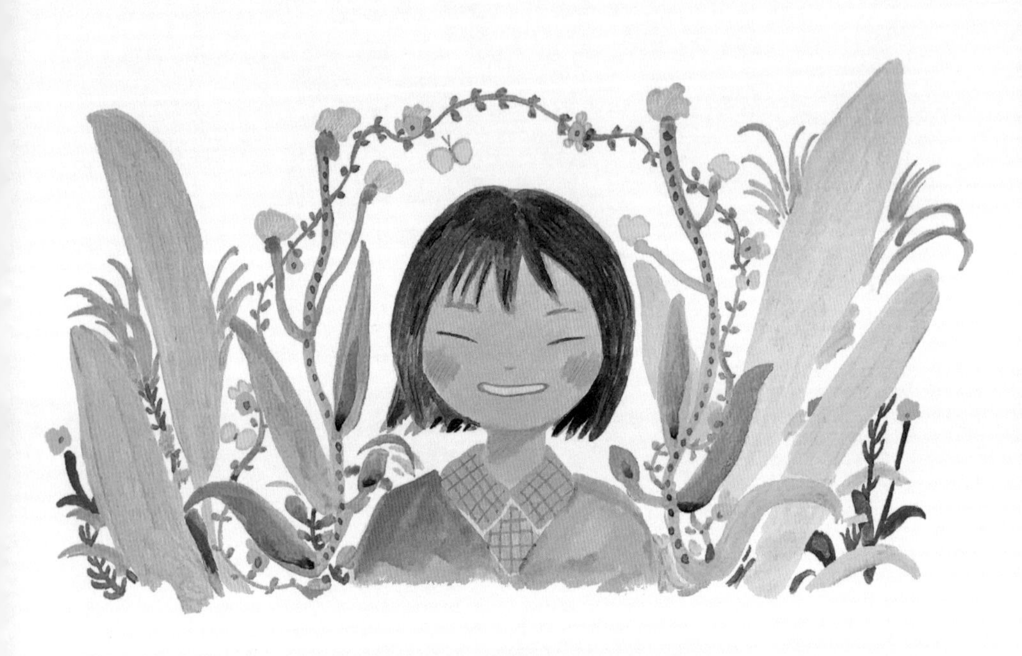

中学3年生。
小学6年生の終わり頃に、脱毛症を突然発病。
中学1年生の7月にウィッグを申請。秋から着用。
陸上部所属。走ることと、演じることが好き。

はじめてのウィッグと、久しぶりの音

どんなウィッグが届くのだろうって思っていました。ジャーダックから届いたウィッグは、すっごくサラサラしていて、本物の髪の毛って感じでした。

その後、ジャーダックのウェブサイトで、ウィッグのカットができる賛同サロンを探しました。葛飾区にひとつだけあったので（当時）、そこに行きました。

そのサロンに私たちが行ったのも初めてでしたが、サロンの方も、お客さんが使うウィッグをカットするのは初めてだったそうです。カットしてくれたお兄さんの手が震えていました。ウィッグは失敗できないので、難しいし、怖いって。

ウィッグの髪をジョキッと切られる音を聞いた時、「あぁ、久しぶり〜」と思いました。今は部活で忙しいので通っていないけど、小学校の頃はフラダンスを習っていて、髪の毛はずっと腰ぐらいまで長かったんです。それまでは、長い髪の毛があるのが当たり前で。

サロンでカットしてもらった時、その感覚を思い出しました。

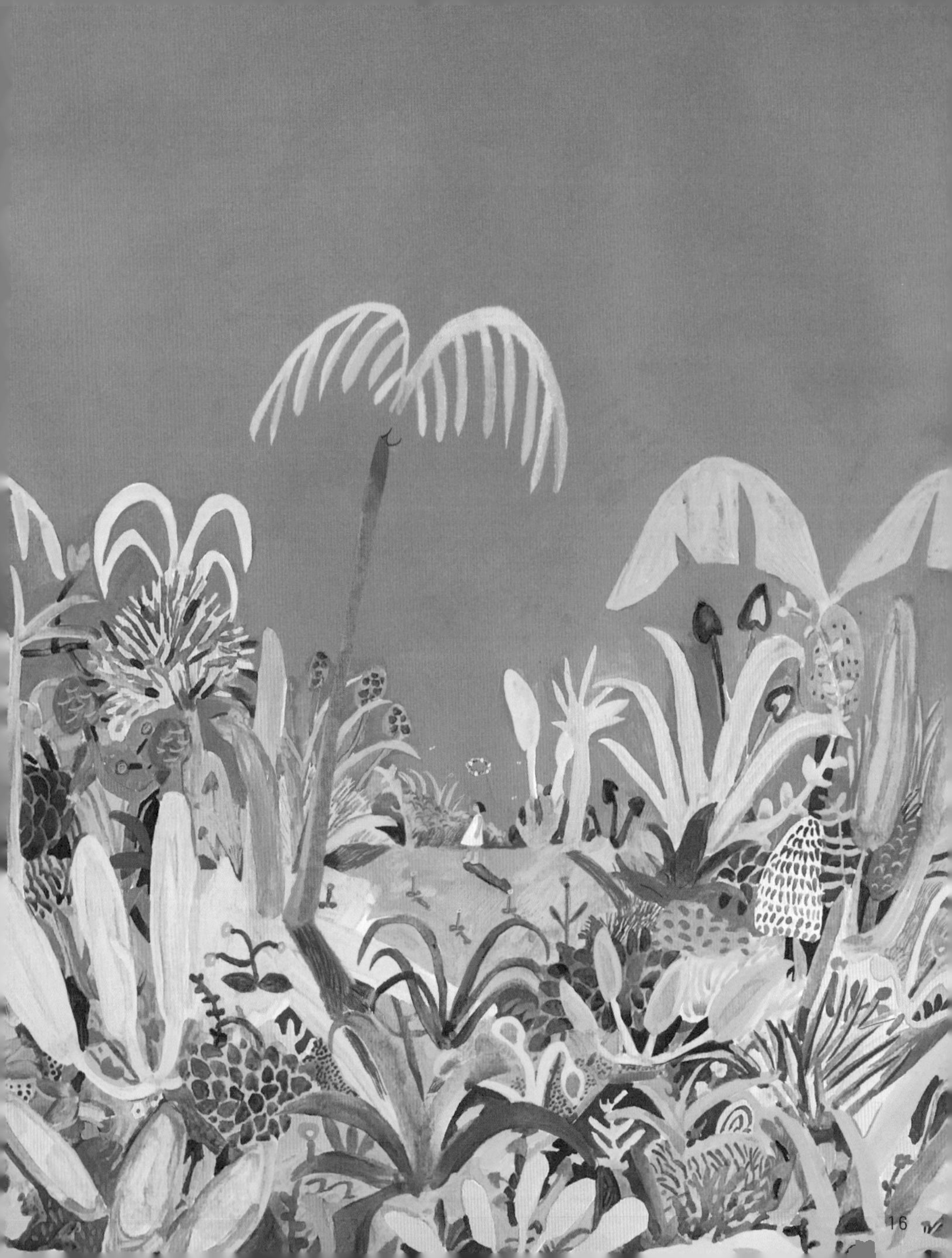

神様は乗り越えられない壁は与えない

学校には電車で行っているのですが、ウィッグをつけたことで周りの目が気にならなくなりました。やっぱり、髪の毛がないと視線を感じます。でも、ウィッグをつけることで自信がつきました。

私は元々目立ちたがり屋の方だったのです。小学校でも、何かというと主役をやっていました。でも、髪の毛が抜け始めてから、目立つのが嫌になりました。

だけど、今はウィッグをつけているので、昔みたいに目立つことにも抵抗がなくなってきました。今は全てプラスに、前向きに考えていこうと思っています。

「神様は乗り越えられない壁は与えない」という言葉を、心の中で何回も何回も言い聞かせています。

いつも、ポジティブに、前向きに。

心咲さんのお母さんにも、一緒にお話を伺いました。

「大丈夫だし」「私たち気にしないし」

母 中学校進学にあたり、初めてネットでメディカル・ウィッグを買う時も勇気がいりました。

まず、心咲がウィッグをつけてくれるかどうか心配だったのです。ウィッグをつけるのは大変だから、髪の毛が抜け始めた頃はウィッグを学校につけていくのを嫌がっていました。なので、そのことについて話し合ったのです。

「ウィッグをつけないのが悪いわけではないけど、逆に考えてみて。たとえば、心咲の友だち、隣の席の子がウィッグをつけないで少しずつ髪の毛が抜けていったら、どう思う？」

「それは、めっちゃ心配すると思う」

それだったらと、ウィッグをつけていくことになったのです。

心咲 最初、ウィッグをつけるのに勇気がいりました。今まで髪の毛がなかったのに、急にウィッグをつけていって、学校の友だちとか大丈夫かなって心配でした。

実は初めてウィッグをつけていった時、不安で泣いてしまったんです。でも友だちが「大丈夫だし」「私たち気にしないし」と言ってくれて、嬉しかったです。
プールの授業の時も、最初はどうしようかと思って。水泳帽も最初はトイレにいって被っていたんです。でも友だちが「全然気にしなくてもいいよ」って言ってくれたので、今は普通にみんなと着替えながら水泳帽を被っています。

4人兄妹の、明るい末っ子

母　髪の毛が抜け始めた頃は、お風呂で泣いたりすることもあったようですが、家族の前ではいつも弱みは見せず、逆に心配するそぶりをすると、「そういうの、いらないから」と言われます。
心咲の明るさは元々のもの。でも病気をして、今はその明るさに加えて、よく考えるようになったと思います。前はただ明るかったけど、今はいろいろなことを考えるようになったと思います。

心咲　家族に心配かけたくないんです。4人兄妹の末っ子で、両親ともに遅くまで働いていて疲れているのにこれ以上心配かけたくない。自分のことは自分でしたい。でも、やっていなくてよく怒られるんですけど（笑）。

ラーメンの汁なんか、へっちゃら

なかったこと。髪の毛がなくなったことは嫌だったけど、ずっと小さい頃から髪の毛が長かったので、今は少しラクができています（笑）。

焼肉を食べる時、髪ににおいがつくとか、ラーメンの汁が飛ぶとか、気にしなくてもよくなったし。また、髪の毛が長い時は毎晩三つ編みをして寝ていたけど、今は朝、すぽっとウィッグを被るだけ。

楽ちん。

今は髪の毛がなくなったことも、良い経験のひとつだと思っています。自分の毛が抜けて、髪の毛がないということがどういうことかを経験しました。

ジャーダックのような活動をしている人たちがいること、ヘアドネーションで髪の毛を提供してくれる人がいることを知ることができました。

自分みたいな人を思ってくれる人がいる。感謝しかありません。これらは全て、髪の毛が抜けなかったら知ることができ

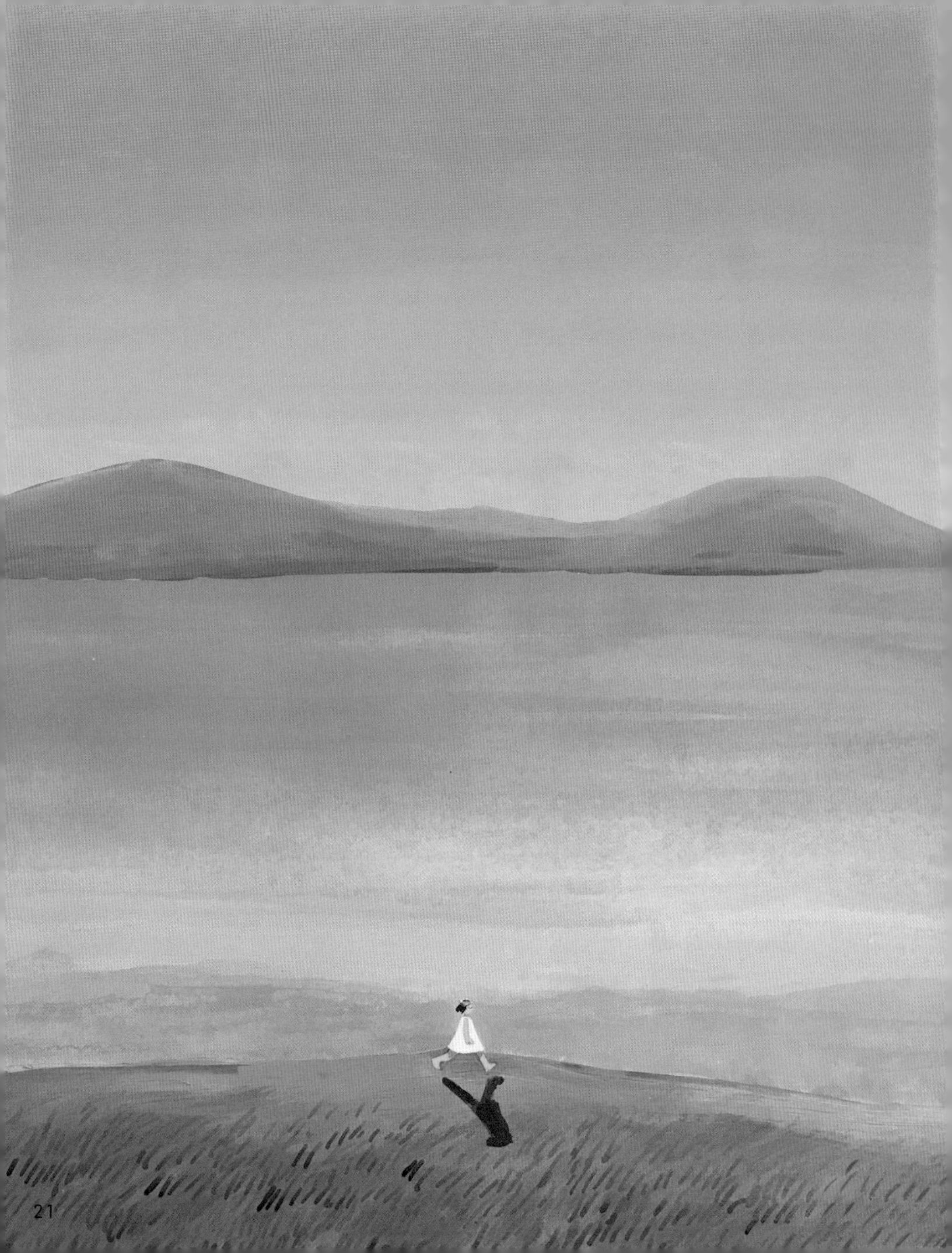

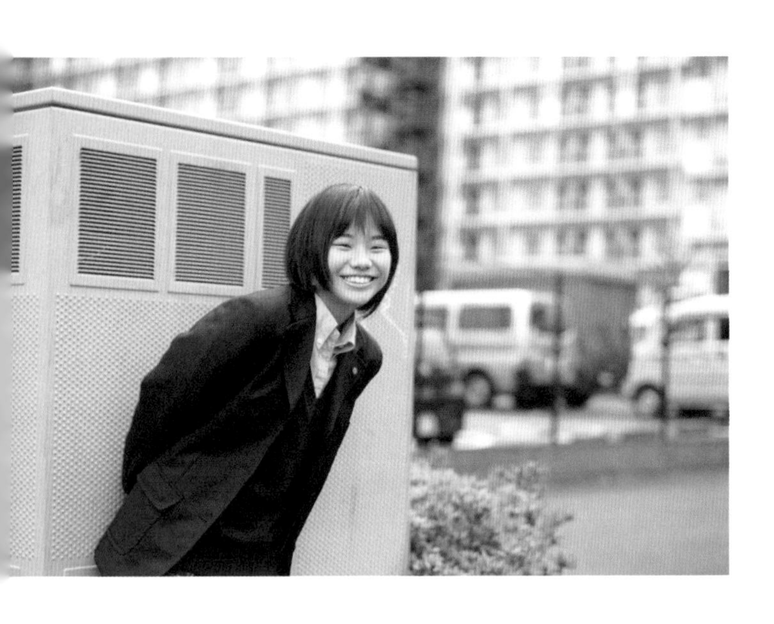

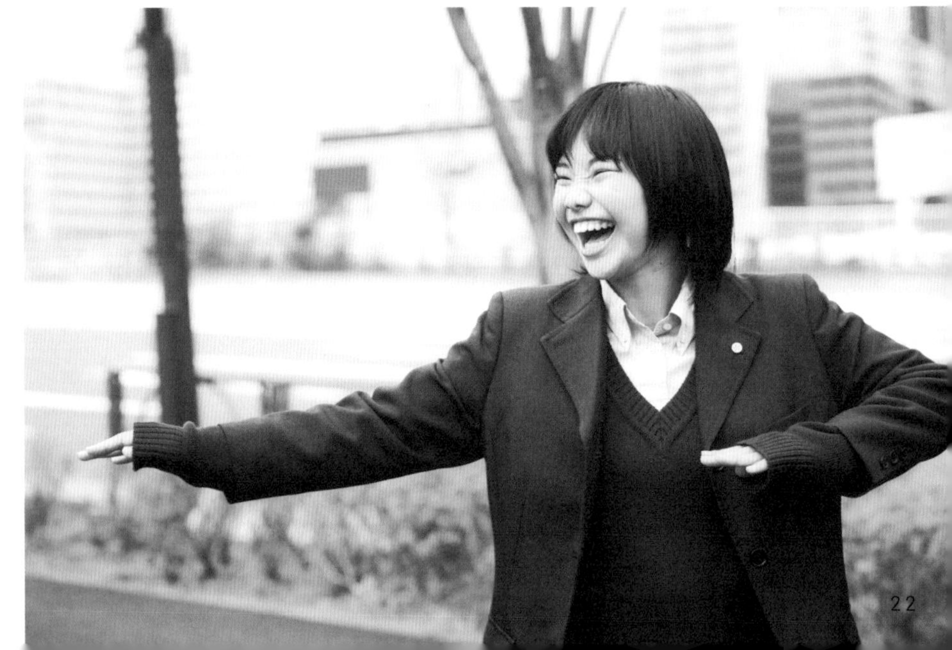

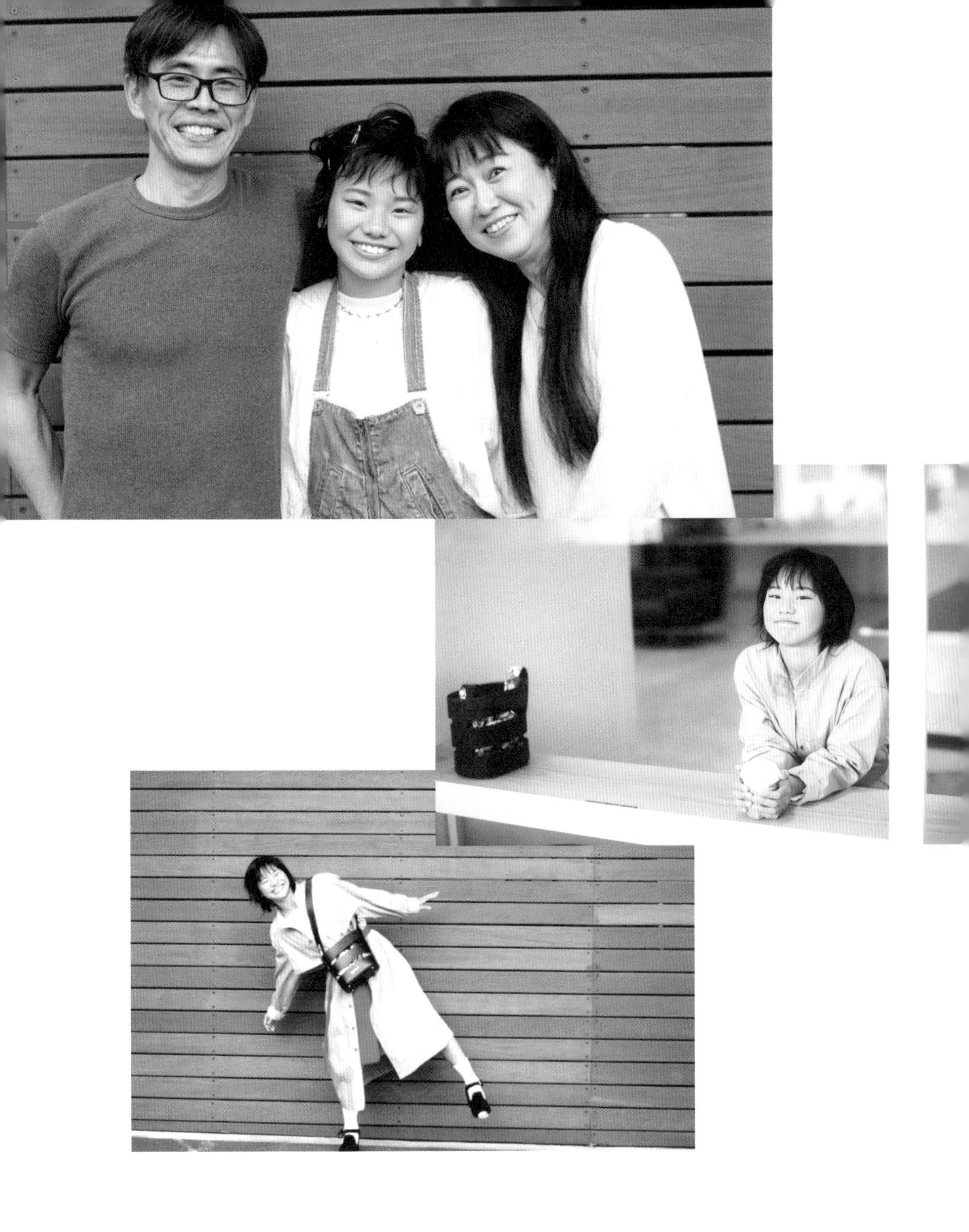

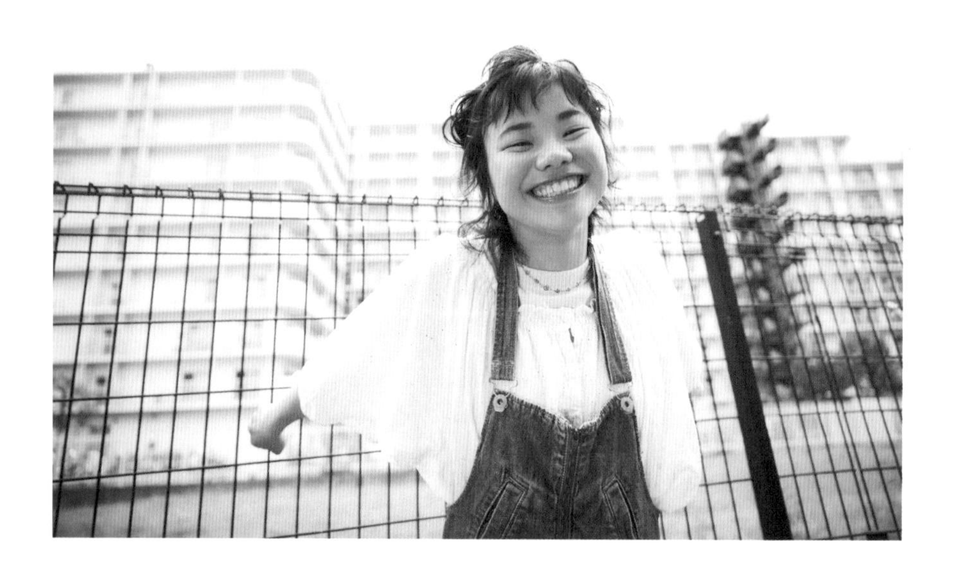

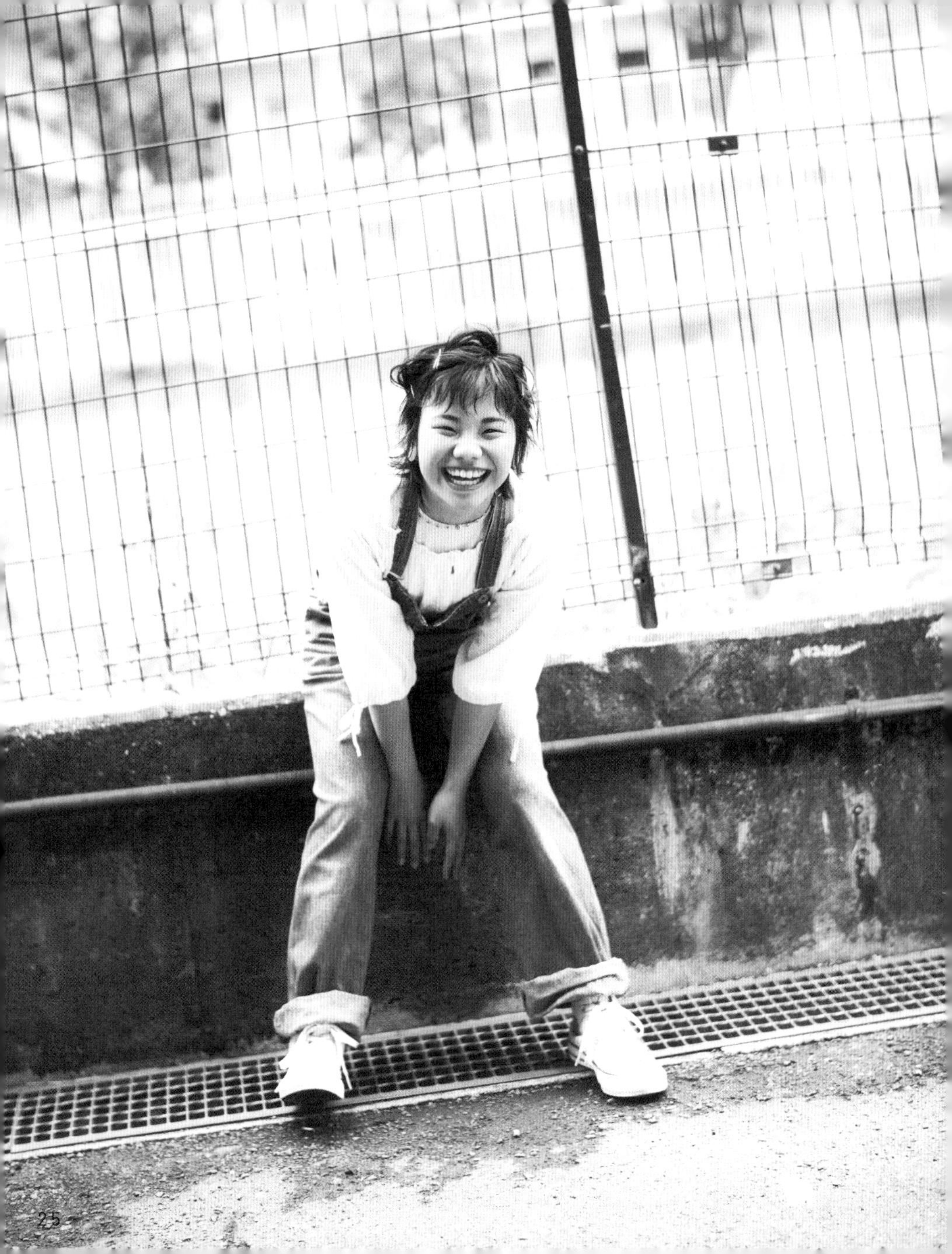

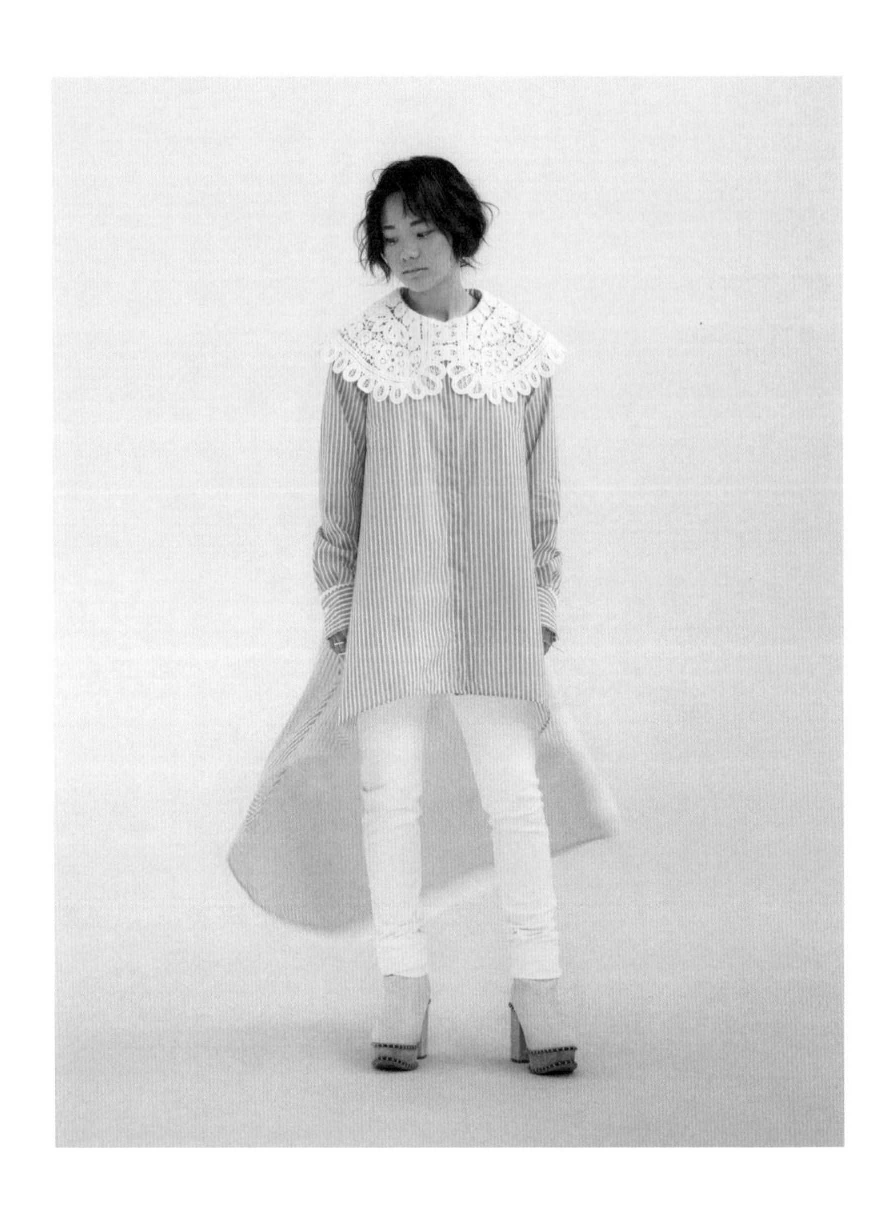

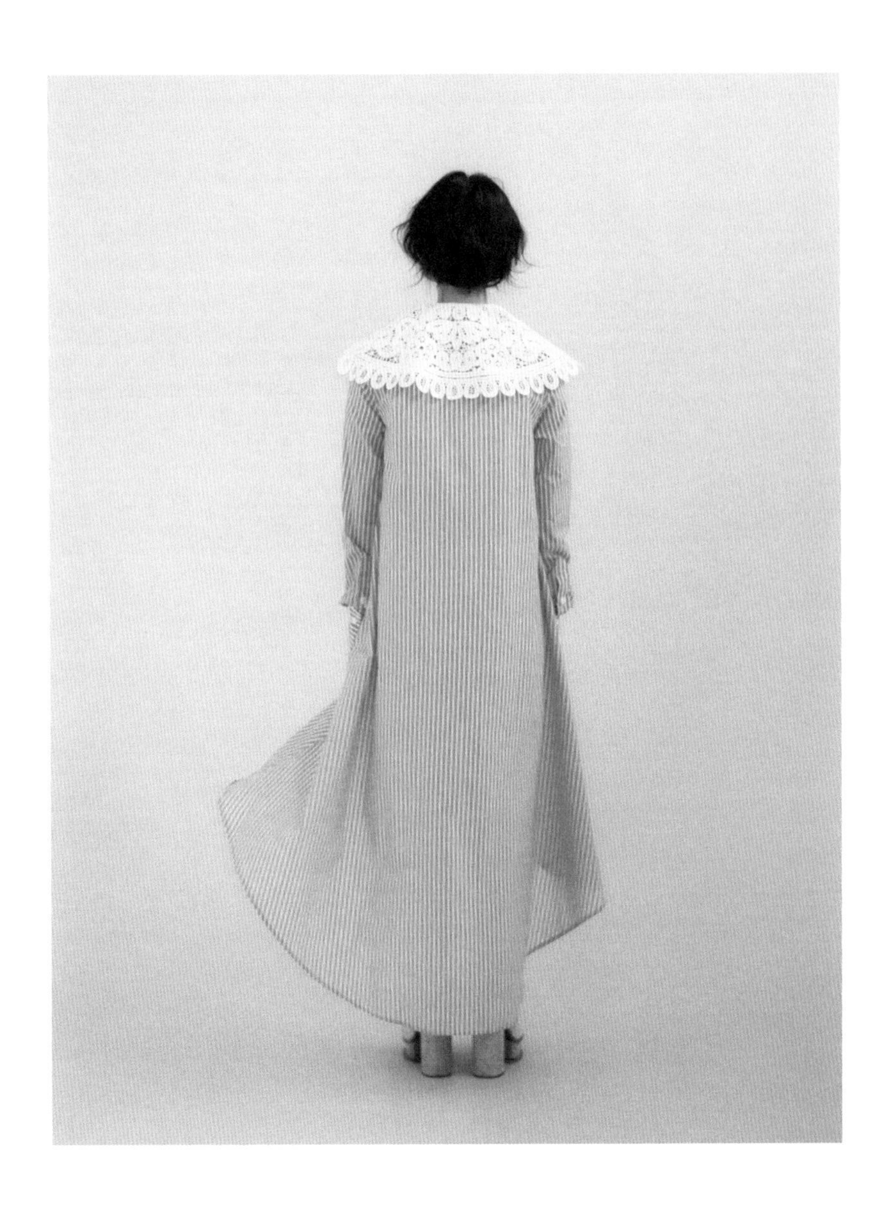

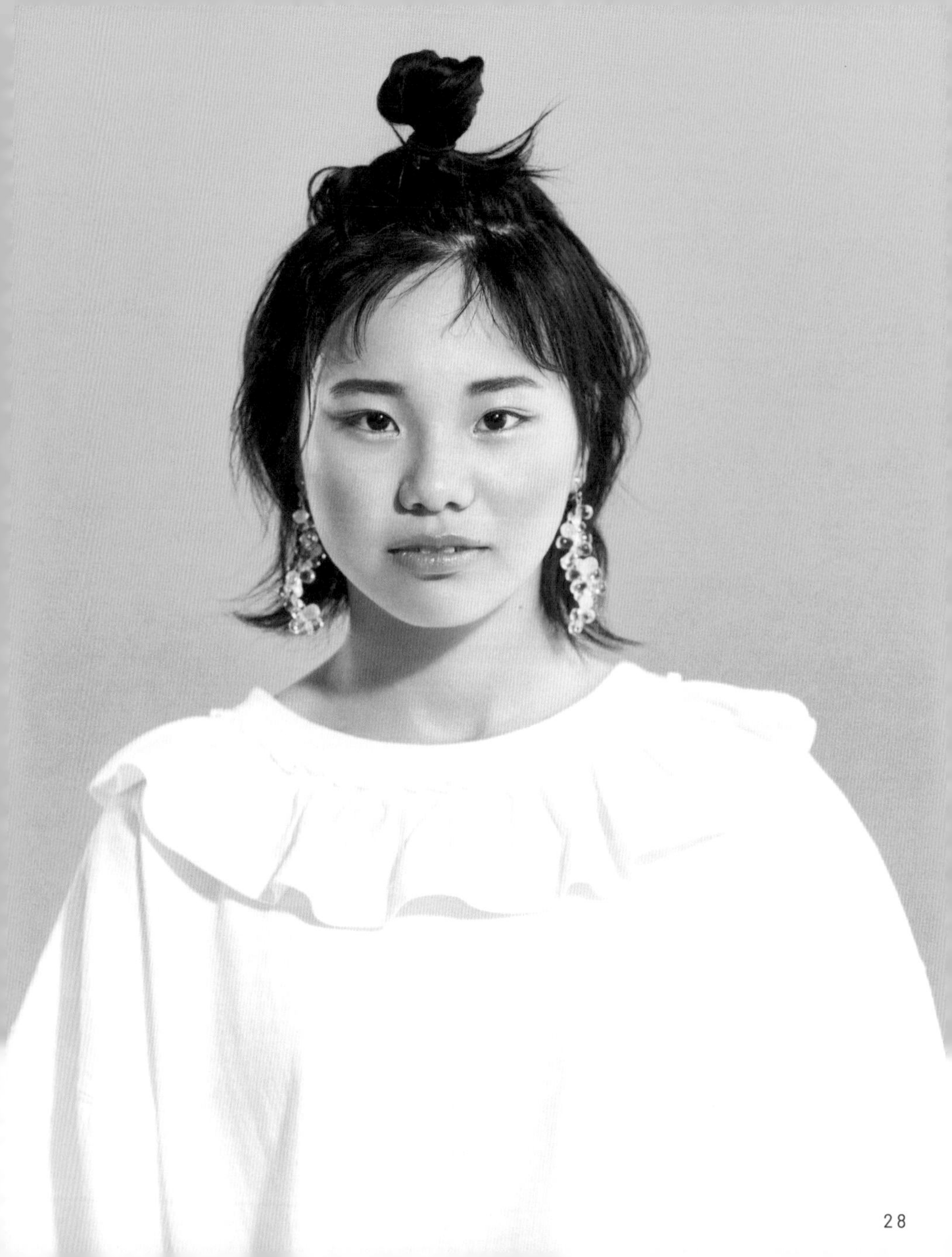

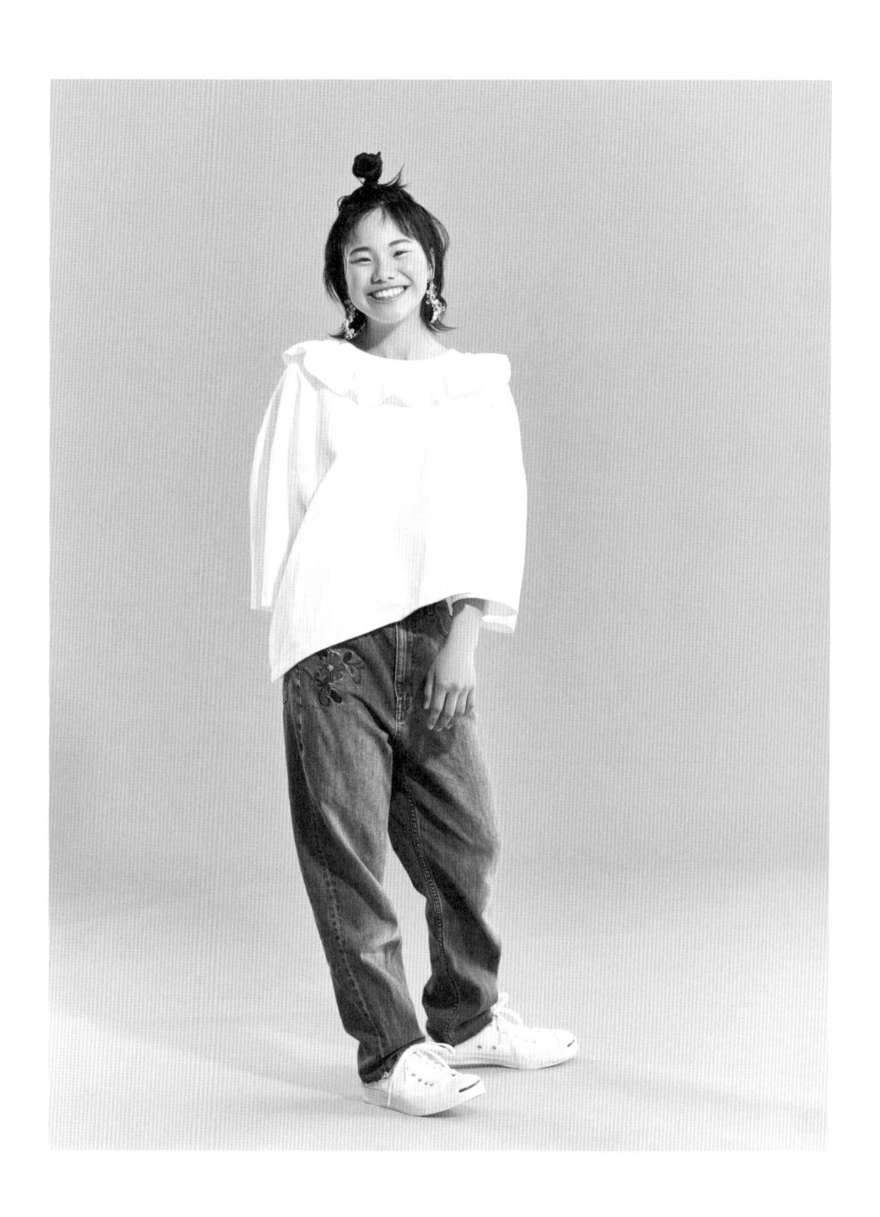

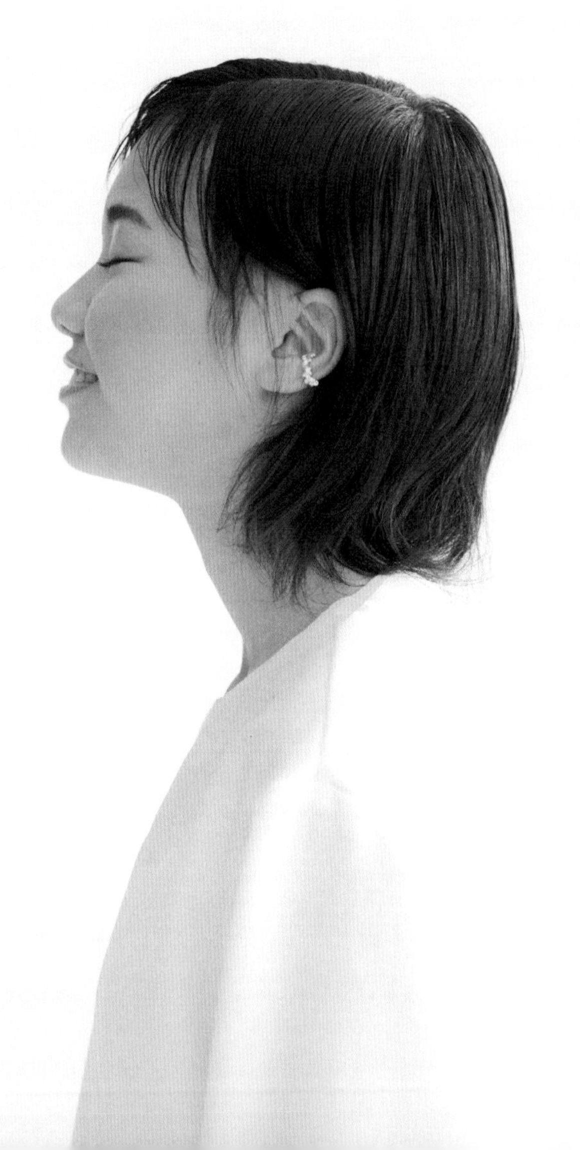

DONOR

INTERVIEW

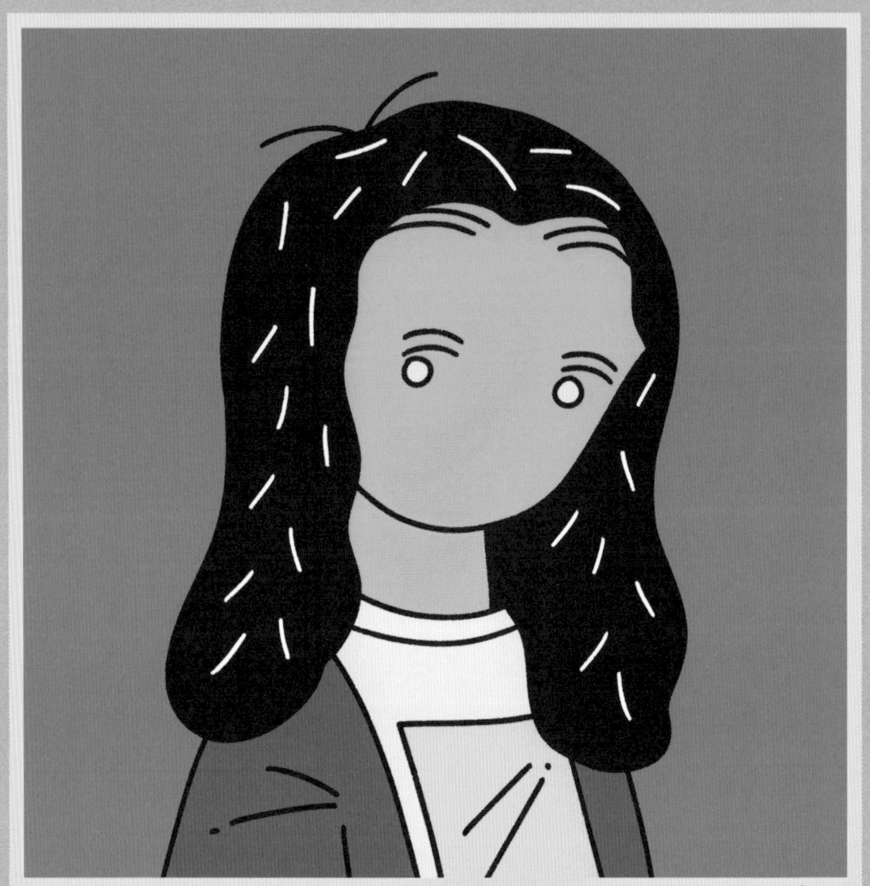

木村 仁

JIN KIMURA

中学3年生。
幼稚園からヘアドネーションのために
髪の毛を伸ばし始め、
小学校の間にヘアドネーションを
3回行っている。

長い髪をジロジロ見られた

ヘアドネーションをしていて、嫌なことはありませんでした。

髪の毛を伸ばしている最中は、汗疹ができて痒いとか、プールの時に自分で髪の毛を束ねないといけないとか、濡れた髪がなかなか乾かないとか、サッカーしていると汗がしたたり落ちるとか、そういう物理的な大変さはあったけれど、精神的に嫌なことはなかったです。

ただ、デパートや公共のトイレに行くと、大人から「なんだ?」って顔で見られたりはしました。その視線が嫌で、そういう時は髪の毛を帽子の中にいれていました。

僕がヘアドネーションをしたことで、友だちの何人かもヘアドネーションをしました。仲良しの歯医者さんの受付の娘さんも参加してくれました。みんなヘアドネーションを知らなかったって言っていました。そういう人たちに、自分が髪の毛を伸ばしてヘアドネーションをすることで、知らせることができたと思っています。

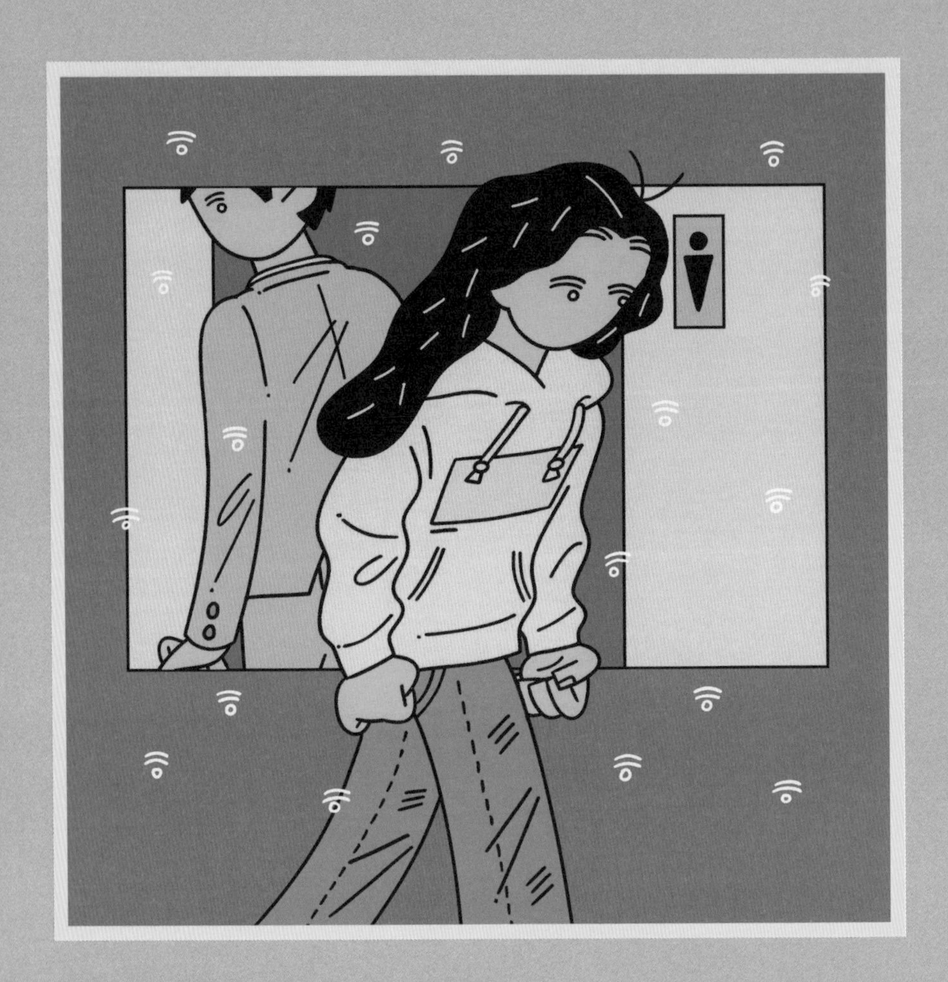

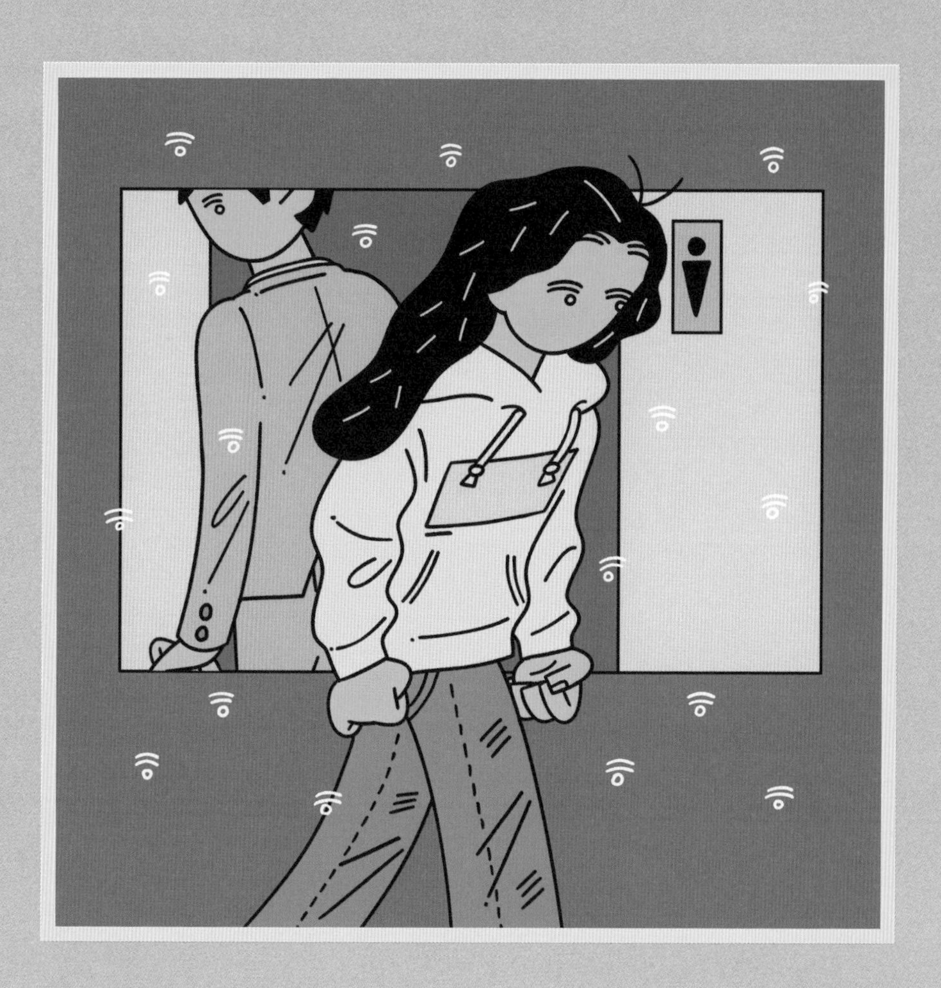

僕が目立てば、みんな知ってくれる

今は、ヘアドネーションをもっと知ってもらうための活動をしています。

自由研究でヘアドネーションのことを調べた時、1つのウィッグを作るのに、30~50人分もの髪の毛が必要ってはじめて知ったから。それまでは、自分1人の髪で、1人の子どものウィッグが作れると思っていたから驚きました。

だったら1人でも多くの人に知ってもらって、1人でも多くの人に髪の毛を贈ってもらえば、みんなが笑顔になれると思ったのです。

ヘアドネーションについて、みんなどのぐらい知っているのかなと思って、同じ中学校の生徒にアンケートをしてみたら、7割ぐらいの人が回答してくれたのですが、ヘアドネーションに対する誤解があったりして、正しく伝わっていないことがわかりました。

たとえば、「お金が違うところで使われているのではないか?」とか、「ちゃんと目的に沿った使われ方をしているの?」とか。
多くの人は興味がないのだと思います。だから正しく伝わっていないし誤解も多い。でも逆を言えば、興味を持ってもらえば、今の時代はいろいろ調べられるのでちゃんと伝わるはず。だから、まずは興味を持ってもらうことが大切なんだと思います。今回のように、自由研究とかで発表し目立つことで、ヘアドネーションに興味を持ってもらうことに貢献できたかもしれません。
また、学生団体が運営する地域の寺子屋みたいなものがあって、そこでもヘアドネーションを知ってもらうためにチャレンジをしました。チラシを手作りして印刷したり、計画をたてて美容室や写真館に配布したりしました（今でも続けています）。

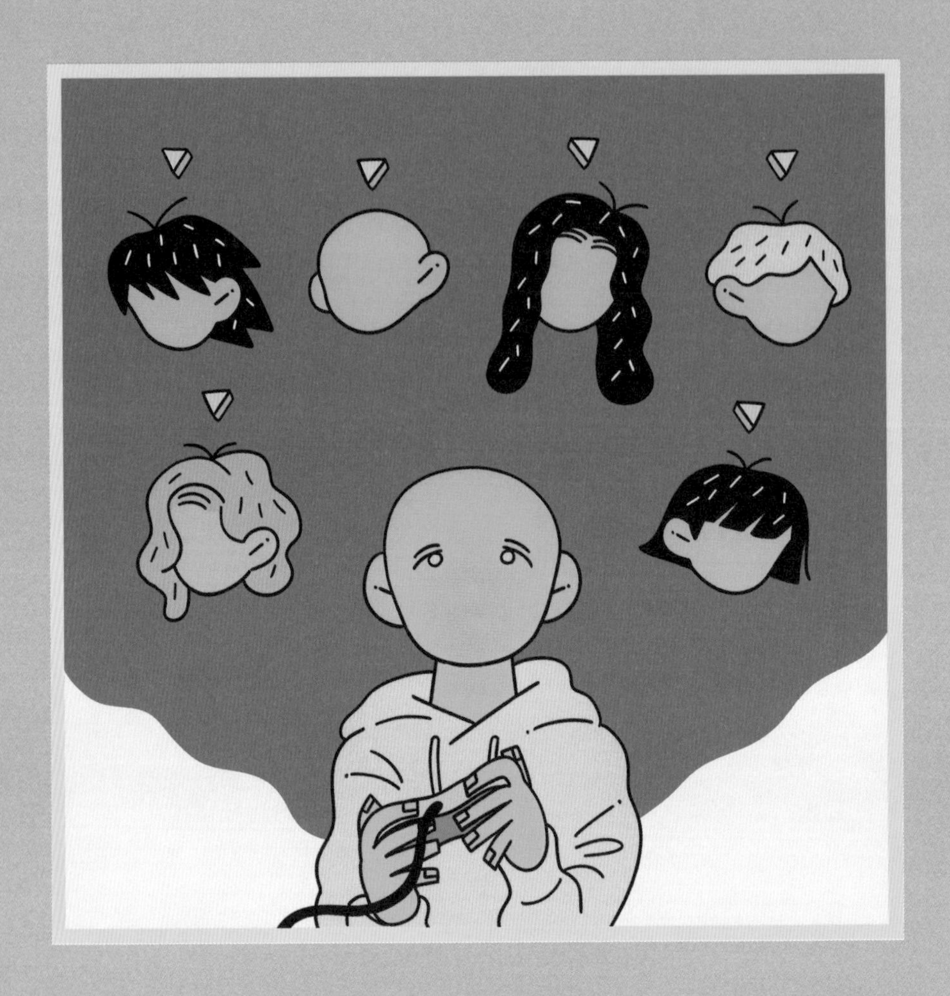

つけるのも、つけないのも、別にいいじゃん

幼稚園からヘアドネーションのために髪の毛を伸ばし始め、小学校の間に3回ヘアドネーションをしました。今は校則で髪の毛が伸ばせないので短髪。ヘアドネーションは無理して行うものではなく、自分のできる範囲で楽しんでやったらいい。気合をいれてやっているわけではない。中には「ヘアドネーションを頑張る！」って子もいるけど、頑張りたいなら頑張ればいいけど、無理して頑張るのは違うと思っています。僕は楽しいからやっているだけ。嫌だったらやめればいいと思います。

今は女の人は髪の毛があることが普通だけど、そうではなくなる日が来る。「ウィッグをつけるのも、つけないのも、別にいいじゃん。好きなようにすれば？」ってなる。

ウィッグをもらって、嬉しい気持ちになって、楽な気持ちになって、それによってどんどん病気が良くなっていったらいいと思うんです。

31cmの理由

どうして、ウィッグを作るのにこの長さが必要なの？

ジャーダックは、脱毛症や乏毛症、小児がんの治療など、
何らかの事情で髪に悩みを持つ18歳以下の子どもたちに、
ヘアドネーションによって寄付された髪の毛だけを使って
オーダーメイドのメディカル・ウィッグを作り、無償で提供しています。

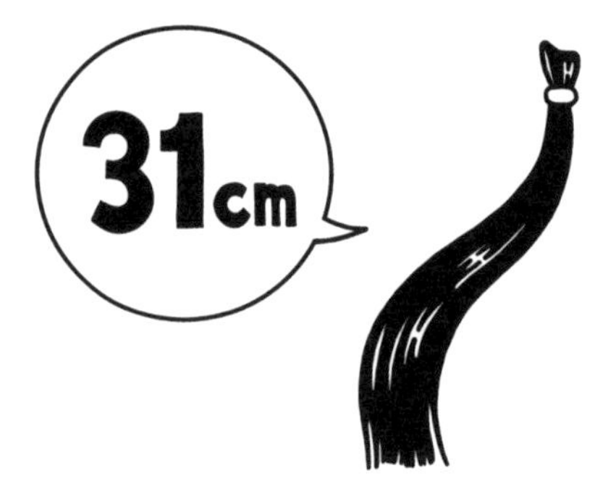

ジャーダックでは、このメディカル・ウィッグに使用する髪の毛の長さを「31cm」以上と定めています。「31cm」は、フルウィッグ（頭をすっぽりと覆うウィッグ）に用いる髪の毛の長さの世界的な基準「12インチ」を、センチメートルに換算した数字です。

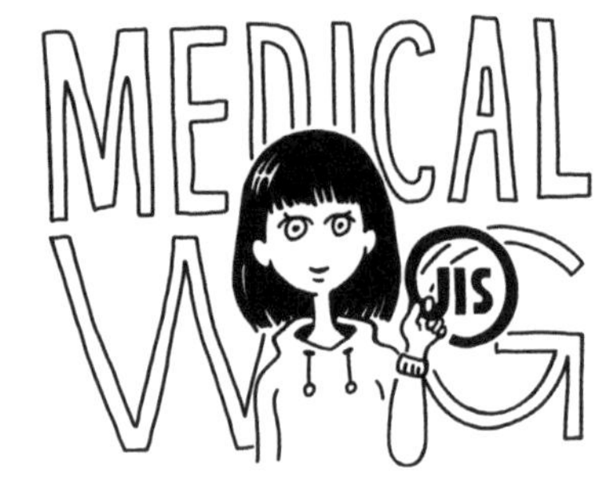

メディカル・ウィッグとは、厳しい基準をクリアした「JIS規格適合品（JIS S9623）」にのみ許された名称です。ウィッグを受け取る子どもたちは、症状や治療によって頭皮や肌が敏感になっていることもあります。そんな子どもたちが長時間つけ続けても大丈夫なように、頭皮への負担が少ない、肌に優しいメディカル・ウィッグを提供しています。

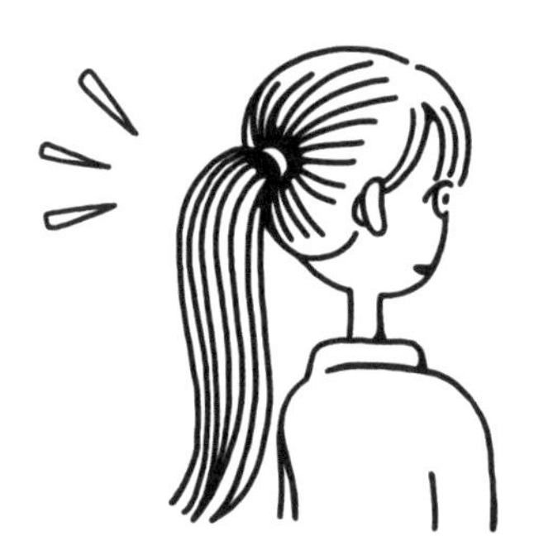

「31cm」以上の髪の毛を寄付するには個人差はありますが、背中から腰ぐらいの長さまで伸ばす必要があり、2〜3年はかかります。何年もの間、髪の毛を伸ばし続けお手入れをすることは決して容易なことではありません。それでも、子どもたちに質の良いウィッグを届けるために、ジャーダックでは寄付できる長さを「31cm」以上と規定しています。

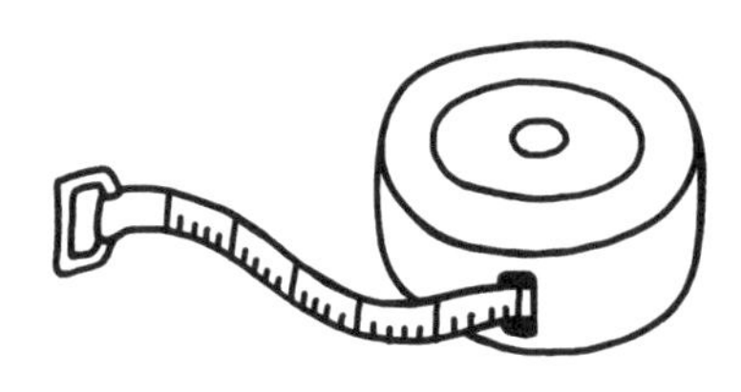

ジャーダックのメディカル・ウィッグの製法では、毛が抜けにくく、頭皮への刺激を少なくするために、ウィッグの土台となるベースネットに1本1本、V字に折り返すように植えつけていくため、寄付された「31cm」の髪の毛は31cm の長さのウィッグではなく、およそ半分の長さ、 15cm のウィッグになります。つまり「31cm」はフルウィッグを作るために最低限必要な長さなのです。

人毛のウィッグを作る理由

ウィッグは一般的に使用する毛材によって、
大きく人毛、人工毛、それぞれのミックス毛の3種類に分けられます。
ジャーダックでは人毛100%のウィッグを提供しています。

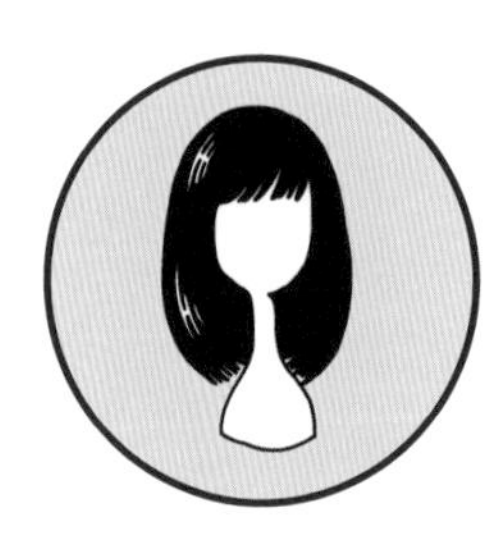

人毛100%のウィッグ

- 自然な光沢、優しい肌触り。
- ロングになるほど重く、お手入れが難しい。
- 1体数十万円など高価なものが多い。
- トリートメントや傷んだ毛先のカットなど、正しくお手入れすれば長く使用できる。

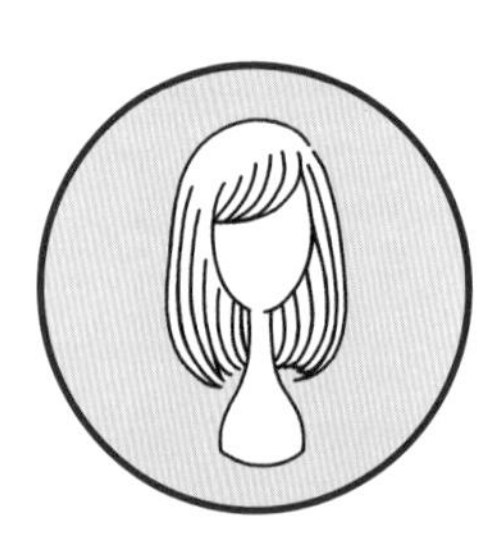

人工毛100%のウィッグ

- 軽くてお手入れも楽。
- 比較的安価なものが多い。
- ドライヤーやヘアアイロンなどは使えても、パーマやカラーなどはできない。その代わり、最初から多彩なカラー設定があったり、デザインも豊富。
- 使用できる期間が短い(3か月~半年ほど)。

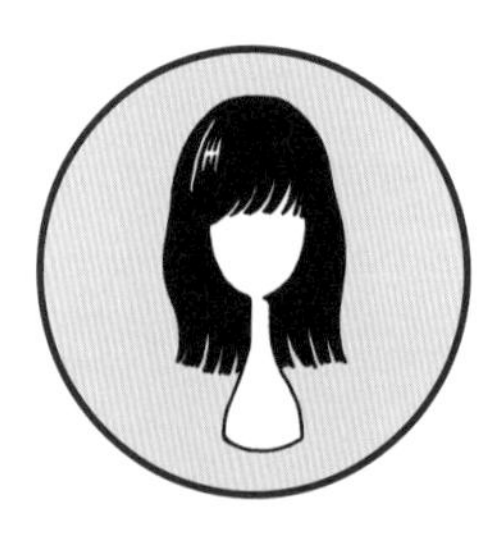

ミックス毛のウィッグ

- 混合の比率によって、質感、見た目、値段に差がある。
- 自然な風合いが出て、日常的に使いやすい。
- ある程度お手頃な価格帯。

現在は人工毛の技術も向上してきているため、
必ずしも人毛100% のウィッグが他のウィッグよりも
優れているわけではありません。
それぞれの種類のウィッグにそれぞれの良さがあり、
自分のライフスタイルや好みによって選ぶことが前提ですが、
それでもジャーダックが人毛ウィッグを提供しているのには
いくつかの理由があります。

僕たちは、寄付された髪の毛だけという出処が明らかな髪の毛で人毛100%のウィッグを製作しています。どんな髪の毛で作られたのかがわかるという安心感と、そこに多くの皆さんの純粋な気持ち、レシピエントの役に立ちたいというドナーの気持ちが集まっているということが、多くのレシピエントに「ジャーダックからウィッグを受け取りたい」と言ってもらえる理由のひとつじゃないかと思っています(渡辺)

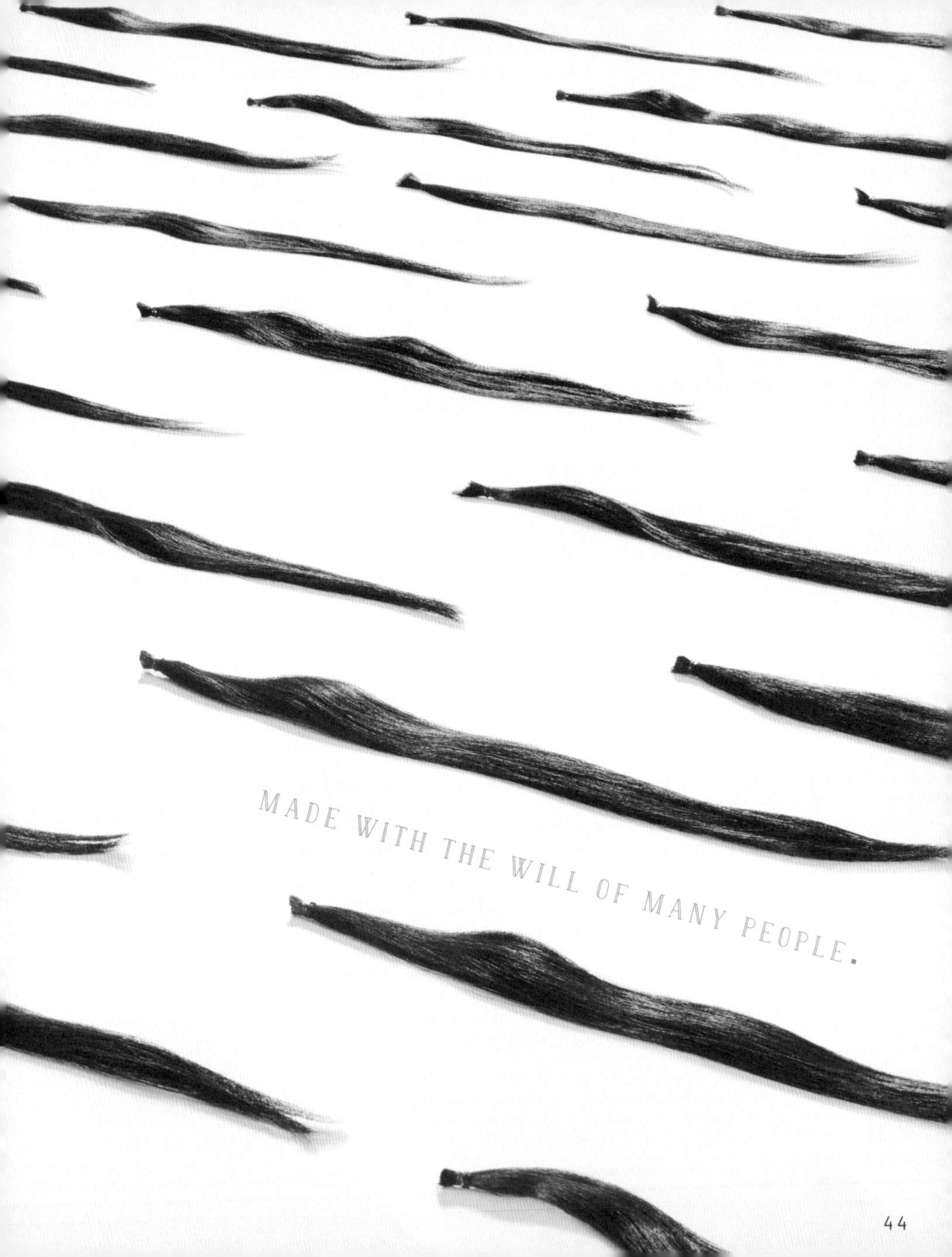

MADE WITH THE WILL OF MANY PEOPLE.

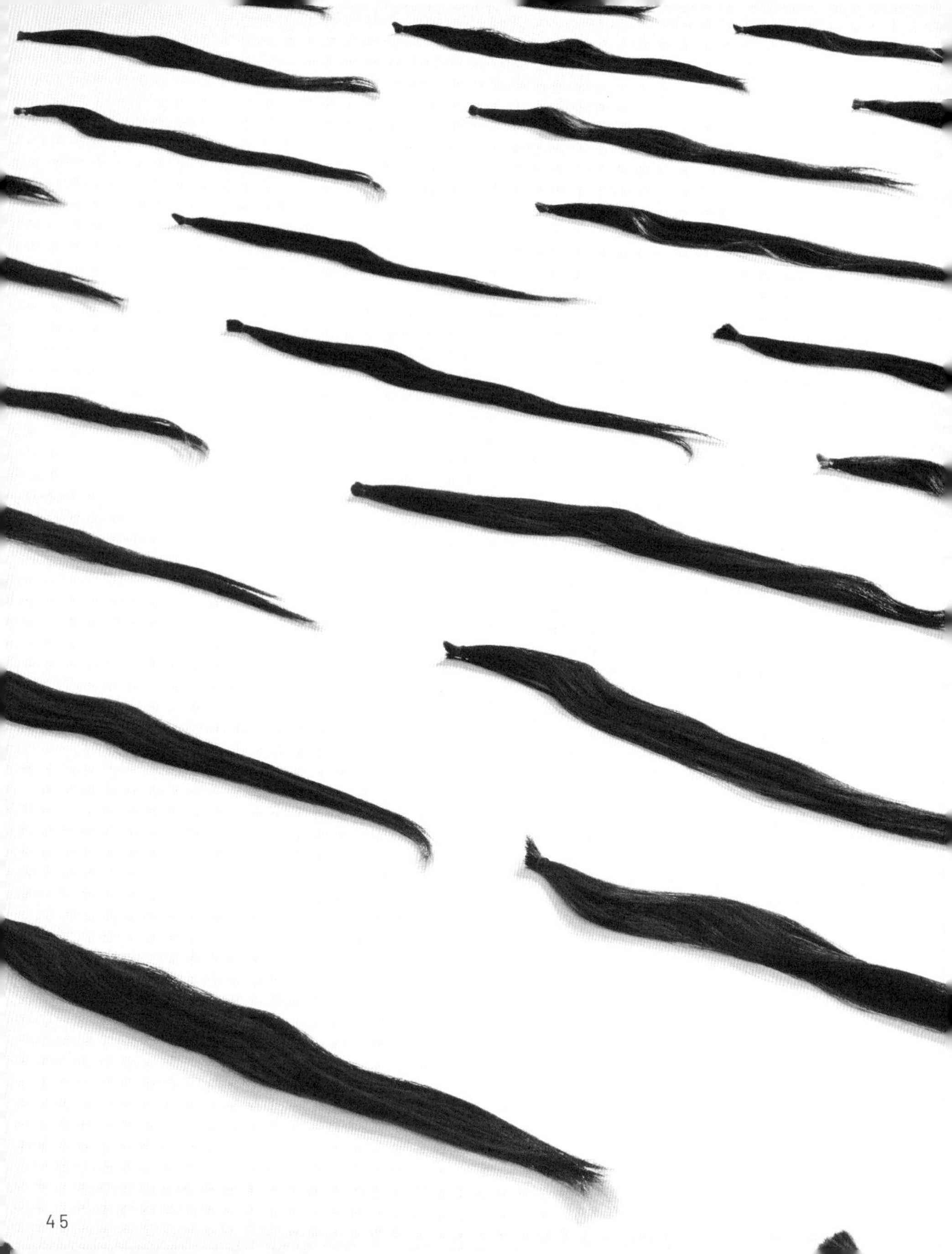

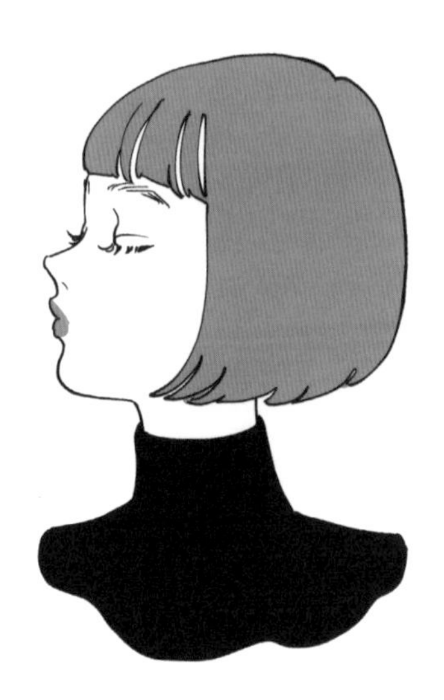

川田 香保子（仮名）

Kahoko Kawata (Pseudonym)

ファッションウィッグの会社勤務。
医療用ウィッグカウンセラーとして、東京のサロンで店長をしている。
5歳ぐらいから、30年以上ウィッグをつけている。
子どもが4人おり、そのうち小学生の娘はヘアドネーションをしている。

親は何も言わなかった

1歳半の時、1週間ぐらいで髪の毛が全部抜けたそうです。自分には記憶がありませんが、両親から聞きました。原因は不明で、遺伝性の病気である無毛症と診断されました。

いろいろな治療をしました。治療は主にステロイドの塗り薬です。あとドライアイスみたいなものを当て、わざとかぶれさせるなどの治療もしました。ただ、かぶれさせる治療は頭がとても痒くなり、日常生活に支障をきたすのですぐにやめてしまいました。

５歳ぐらいからずっとウィッグをつけています。今まで30年以上、家以外ではずっとウィッグをつけています。周りの人は、私がウィッグをつけているとは知らなかったと思います。もしかしたら気づいていたのかもしれませんが、そのことについて言われたことは一切ありません。なので、修学旅行やプールの後の着替えなどは大変でした。

子どもの時から人毛１００％のウィッグをつけていたので、メンテナンスが大変でした。子どもなので、頭のサイズがどんどん変わります。そのため１年に１回ぐらいウィッグを作り替えていました。また、退色したり傷んだりするので、１体だけでは足りず何体か持っていました。

ウィッグは全てオーダーメイドです。その当時はまだ学生割引が使えましたが、それでも1体30万円くらい。学割が使えなくなると1体50万円しました。それでも親は何も言わず、ずっと買い続けてくれていました。子どもの時はウィッグの値段を知らなかったのですが、中学生ぐらいになると、値札が見えたりしたので知っていました。

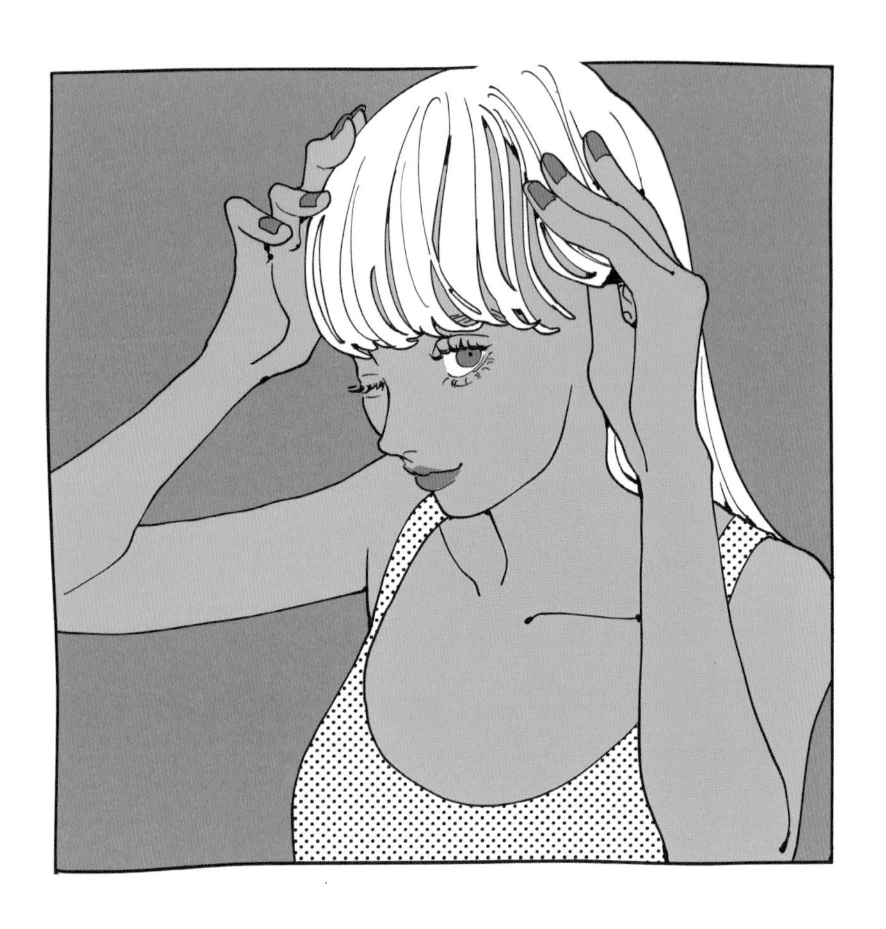

結婚も、出産も、大丈夫

結婚する時、ぎりぎりまで夫に自分がウィッグをつけていると言えませんでした。ただ夫は前から気づいていて、私が私のタイミングで言うまで待っていてくれたそうです。

子どもを産む時も怖かったです。遺伝性の病気である無毛症と言われていたので、子どもにも遺伝するのではないかと心配で。

でも母に、「あなたは、あなた自身が苦労してきたから、たとえ無毛症の子が生まれても寄り添うことができるので大丈夫。母親になるんだから、どっしりと構えていなさい」と言われ、とても安心しました。

私には自分自身の子どもの頃の体験も、４人の子どもの親になった母親の体験もあるので、お子さんにもお母さんにも、どちらにも寄り添うことができると思います。

お子さんは、目の前のことで悩んでいます。それに対しては、自分も体験してきたので「こういう風にしてみたらどう？」と解決策を提案しています。

でも親の視点は違います。母親は子どもの、その先を考えています。

恋愛ができるのだろうか。

結婚はできるのだろうか。

子どもは産めるのだろうか。

親は自分の子どもなのでもちろん受け入れていますが、いざ結婚となった時、「相手の方は、また相手の親御さんは我が子のことを受け入れてくれるだろうか？」と心配しているのです。

親はどこかで、子どもに対して「こんなつらい思いをさせてしまって申し訳ない」という思いがあるのです。自分が親になって、親はそういう心配も一緒に背負ってくれていたことがわかるようになりました。

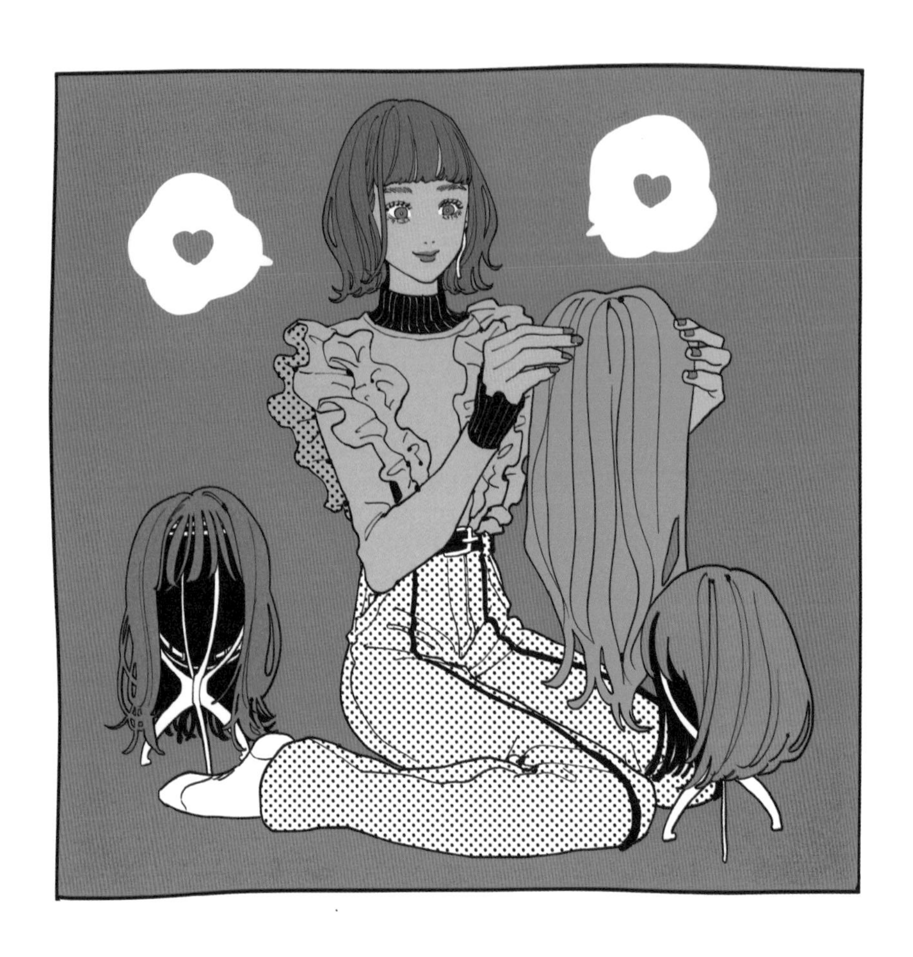

メガネをかけるように

私は脱毛症の人たちのための会にも参加したことがなかったので、ウィッグを販売する今の仕事をするまで、またジャーダックのイベントなどに関わらせていただくまで、自分と同じ悩みを持っている人がこんなにいるとは全く知りませんでした。

でも仕事を通じて、イベントを通じて、多くの人に会い、悩みを聞くうちに、今は「こういうことに悩んでいる人がいる」ということを発信していかないといけないと感じています。

私はウィッグを販売する仕事に就いて、ウィッグを受け入れられるようになりました。それまでは「ウィッグはただつけていないといけないもの」「ウィッグというモノをただ被る」それだけでした。でも今はウィッグだからこその楽しみ方があることを知りました。そして、ウィッグに対する感覚が変わりました。

一番大きな変化は、ウィッグには地毛より良いところもあると知ったことです。ウィッグはある意味、色も長さも自由です。白髪もありません。

今ではウィッグは私の一部になっています。

お客様の中には、髪の毛が生えてきてウィッグが必要なくなった後でも、「ウィッグも良いから」とつけ続けている方もいます。嬉しいことです。

今、会社ではみんなが自分のことをわかってくれているので楽です。ウィッグをつけかえる時も席でできるし、ウィッグの髪をカットする時も「じゃあ、カットしてあげますよ」ってメンバーがカットしてくれたりします。

メガネをかけるように、いつかウィッグも気軽に、オシャレ感覚でつける世界がくるといいと思います。

どうして18歳までなの？

ジャーダックが18歳までウィッグを届け続ける理由

ジャーダックでは、「18歳以下」の髪に悩みを持つ子どもたちに
メディカル・ウィッグを無償で提供しています。
年齢を18歳以下としているのには、いくつかの理由があります。

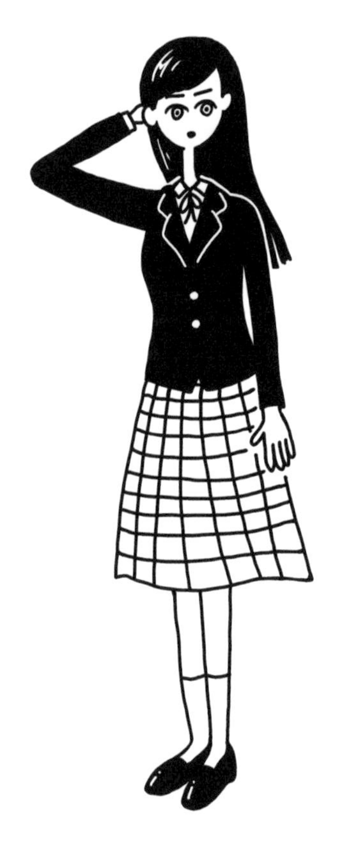

つけたいウィッグ、つづけられるウィッグを

理由のひとつは、子ども用ウィッグの選択肢がとても少なかったからです。
ジャーダックが活動を始めた12年前、子ども用のウィッグは種類もヘアスタイルも限定されていました。
子どもの頭の場合、成長の段階によってサイズが異なるため、大人のように既製サイズを適用することが困難です。自分の頭にピッタリと合うウィッグを手に入れるためには、30～50万円と高額なセミオーダーやフルオーダーのものを購入するしかありませんでした。しかも、成長による頭のサイズの変化や経年劣化に伴い、数年おきに買い替える必要もあり、経済的にも大きな負担がかかります。

頭にピッタリと心地よくフィットして、自然で、子どもが「こんなウィッグならつけてもいいかな」と思えるようなウィッグを作り、届けたい。
そんな考えからオーダーメイドのウィッグを無償で提供しています。

※ 最初に提供を受けてから「2年経過（人毛ウィッグの耐用年数）」
していることが、次回申請の条件です。

不安のない
学校生活を送るために

もうひとつの理由は、「18歳」という年齢が制服を着て過ごす最終学年だからです。
子どもたちのためにチャリティでウィッグを提供しているメーカーは当時からありましたが、その対象年齢は15歳まででした。
今の日本では義務教育は中学校までですが、ほとんどの人が高校まで通います。学校という集団行動の場で髪の毛の問題で不安な気持ちを抱いて欲しくない。
そう考え、ジャーダックでは18歳までなら何度でもウィッグを申し込めるようにしています※。

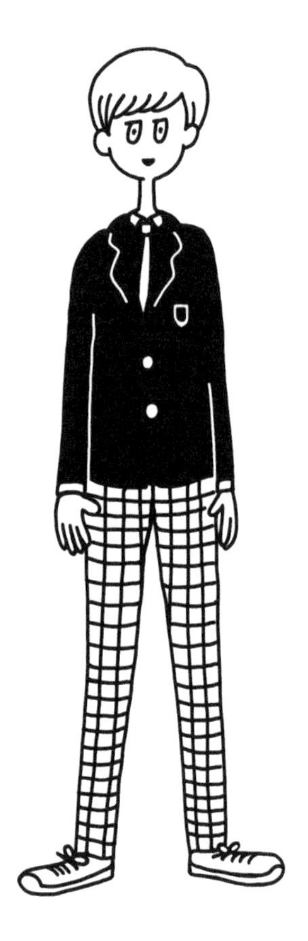

実際、進学のタイミングや、生活環境や人間関係が大きく変化する時に、ウィッグを申請される方が多くいらっしゃいます。
たとえば、ある病気の女の子のお母さんは、娘を守るために「周りには病気であることは公表しなかった」と言われました。
「子どもの復学はとても難しい問題です。病気だったということで同情されたり、憐れみを受けたくないのです。
娘には今まで通り、普通の子同士として対等な友だち関係のまま過ごさせてあげたかったのです」
ジャーダックではウィッグの存在が少しでも前向きになるきっかけになればという思いで提供を続けています。

MOM OF RECIPIENT

INTERVIEW

山中 真由実（仮名）の母

Mayumi Yamanaka（Pseudonym）'s Mother

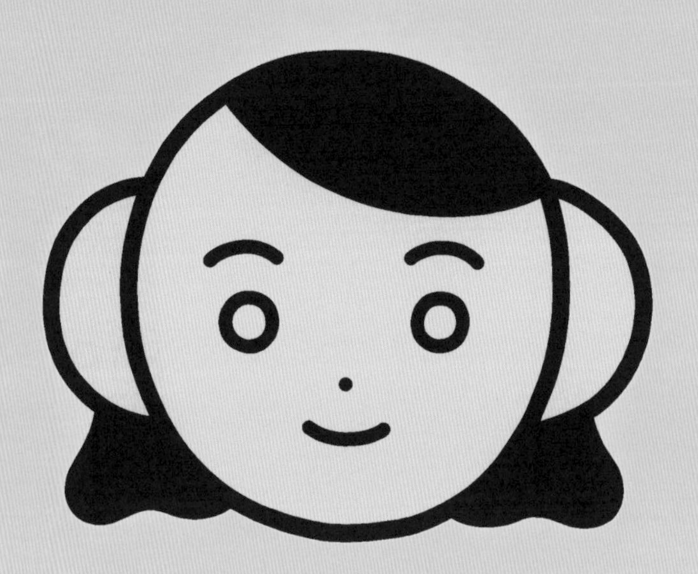

娘が小学3年生の春、
転校と同時に血液疾患のため入院。
治療の副作用で髪が抜けたため、復学にあたり
ジャーダックにウィッグを申請。

「病気は公表しなかった」

娘が小学3年生の春、転校してすぐのゴールデンウィークに入院し休学しました。復学の時にウィッグが必要だったので、子ども用のウィッグを買おうと思ったのですが、なかなか娘の頭に合うサイズがなくて、そこでネットでいろいろ調べていたところ、ジャーダックのことを知りメールで問い合わせたのです。

病気は周りには公表しませんでした。もしこれが転校することがなく、ずっと小さい時からの友だちが一緒の小学校だったら違ったかもしれません。また転校してすぐではなく、友だち関係も築き上げていた頃だったら違ったかもしれません。でも転校してすぐで友だち関係も築けていなかったので、大丈夫、受け入れてくれるという安心感がなかったのです。

娘の病気のことを知っていたのは、学校では担任の先生だけでした。休学中も、担任の先生とはずっと連絡を取り合いながら復学の準備をしました。先生は徹底的に娘を守ってくれました。風が強い日に外で運動していて、ウィッグが飛びそうになると、さり気なく髪の毛を押さえてくれたりしたそうです。

でもウィッグをつけていた時は、やっぱり家に帰ると「あつー」ってすぐにウィッグを取っていました。

子どもが病気の場合、復学支援はとても大切だと思います。徐々に髪の毛が生えてきてウィッグを取る際も、先生に守ってもらいました。ベリーショートの髪に合うように、ファンキーな感じの洋服を着ていったのですが、先生は「イメチェン、イメチェン」と明るく褒めてくれて、すんなりと溶け込むことができました。

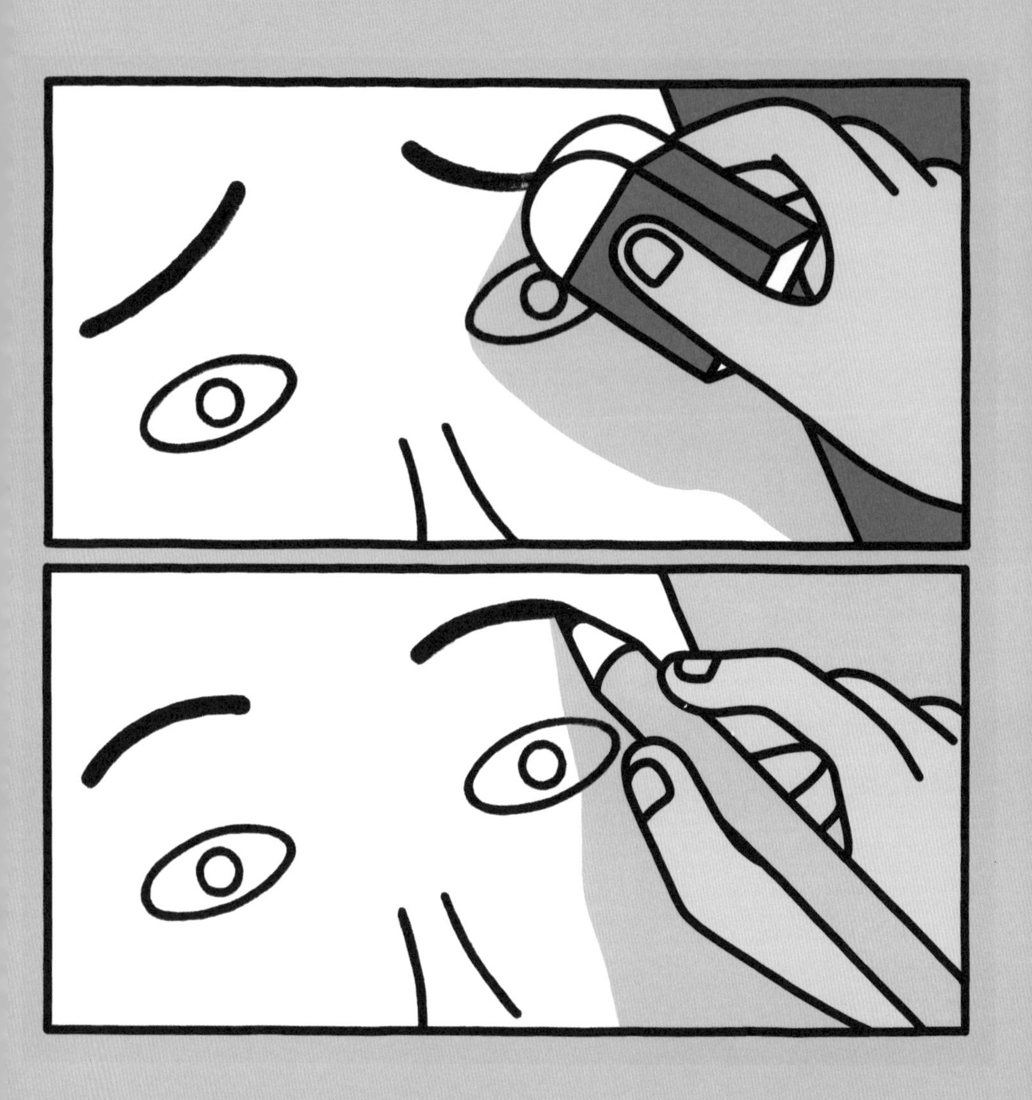

「お気の毒」はいらない

はじめてウィッグを受け取った時、日本でヘアドネーションという言葉もまだ知られていなくて。だから最初は「本当に無料でいいの？」という気持ちがありました。また病院にはウィッグ会社が出入りしています。その中で「なぜ個人のサロンが？」とも思いました（※）。

そしてウィッグを受け取った時、「どうやってお返しをすればよいのだろう」とも思いました。せいぜいお礼のお手紙を書くぐらいしかできません。娘も小さいながらに「どうしたらいいの？」と悩んだと思います。

子どもが病気になると、どうしても周りの人に対して猜疑的になってしまいます。この人は何を求めているのか、何かやってあげましたという感じで接してきているのか、その人がどのような心持ちで接してくるのか、とても敏感になるのです。娘も、誰にも何もして欲しくないという感じでした。

「お気の毒」という人は、共感はしてくれていますが、形として共感してくれているだけの人が多いのです。そんな気はなかったとしても、差別的な、どこかで「してやった感」を感じさせる人がいるのです。

だからジャーダックの渡辺さんから「受け取ってもらって喜びです」と言われた時はびっくりしました。

※当時はサロン事業の一環として、ヘアドネーション活動を行っていました。

贈る人も主役、受け取る人も主役

病気とわかった時から、自分の意思とは関係なく病人としての生活を強いられます。非日常が日常になってしまうのです。ベルトコンベヤーに乗せられているように、よくわからないうちにどんどん運ばれていってしまいます。でも「こんなの嫌や」と思いながら生活していたら免疫も上がりません。

入院中、娘の頭に合わせてウィッグをカットするために、病院に外泊許可をもらって、渡辺さんたちの「THE SALON」に行きました。

「THE SALON」はとてもオシャレなサロンで、その空気、空間に感動しました。娘とも「お母さんでも来られないようなオシャレなサロンやね」って言い合っていました。そんなサロンで、渡辺さんは娘をひとりのお客さんとして扱ってくれました。

ずっと病院の中にいると、オシャレとは縁遠くなります。だから、オシャレなサロンでウィッグの髪を切ってもらって、テンションがあがって……ということはとても大切なのです。実際にウィッグをつけて、気持ちがあがって、人に会いたくなったという人の姿も見てきました。

病院から社会に出ていく際には、自己肯定感がないと出ていけません。病気の葛藤をどこかで割り切って外に出ていくためには、自己肯定感を与えてくれる何かが必要なのです。

ヘアドネーションを通じて、病気の人に対する偏見、差別のない世の中になっていったらいいと思います。ヘアドネーションは、髪を贈る人も嬉しいし、その髪を受け取る人も嬉しい。贈る人も主役だし、受け取る人も主役。そんな世の中は、捨てたものじゃないと思います。

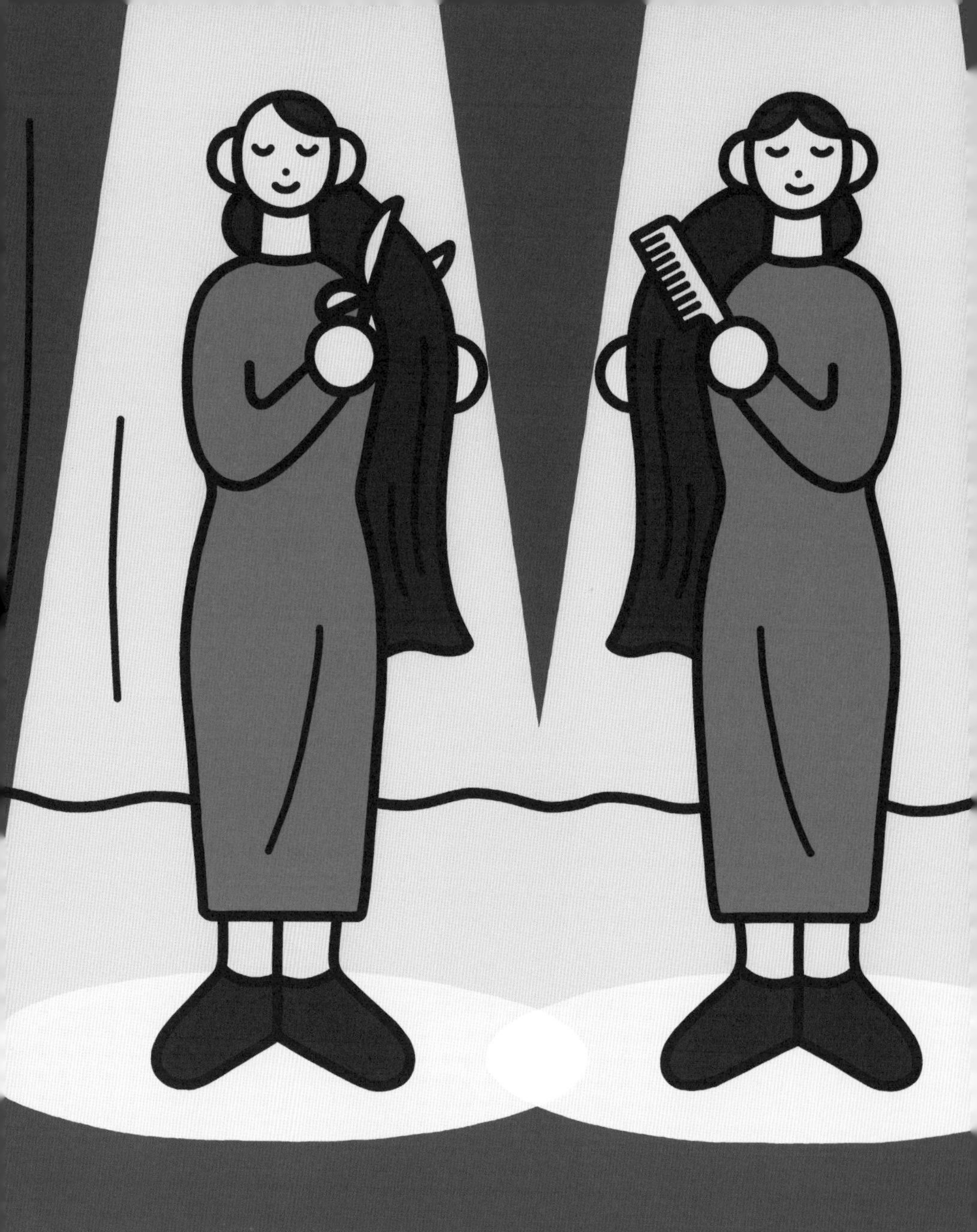

DONOR

INTERVIEW

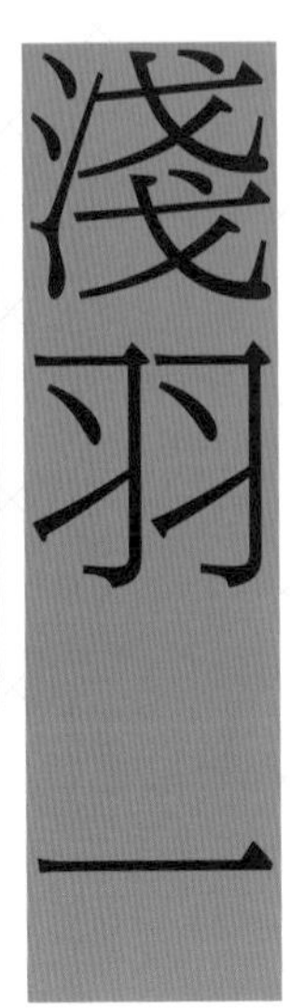

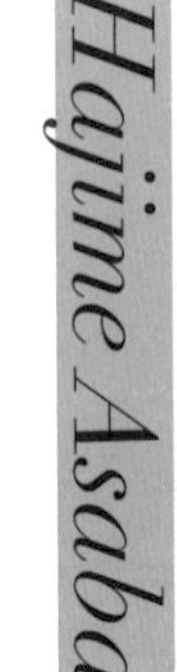

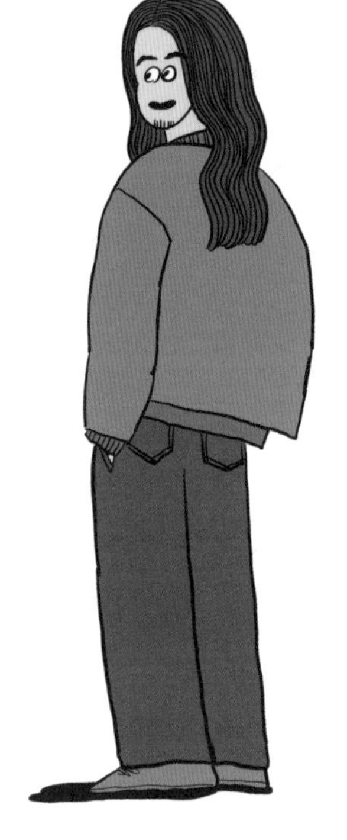

文筆業・ライター。
この5年間に、50cm以上のヘアドネーションを2回行っている。現在も3回目のために髪の毛を伸ばしている。

昔、夏目雅子さんがドラマの三蔵法師役で丸刈りにされた時、素敵だなぁと思って見ていました。ただ、それでもやっぱり、特に女の方ならいろいろなヘアスタイルを選べた方が楽しいだろうなと思い、ヘアドネーションを続けています。

もし僕が髪の毛を贈ることで、ウィッグを受け取った子に「ヘアスタイルを楽しめる」という選択肢が増えるのであればいいなと。

髪は贈ったからといって、臓器移植のようになくなるものではないし、手術の痛みや危険もありません。それに、僕の場合、伸びた髪は切るだけなので、それだったら捨てるよりも誰かの役に立てばいいいんじゃないかなと思っています。ましてや、髪を贈りたくても贈れない人がいるだろうことを想像すれば、僕はむしろラッキーな男ですね。

それに、男が髪の毛を切って贈る、ロングヘアから丸刈りになるって、体験としても面白いし、僕にとっては〝楽しいネタ〟のひとつになるという思いもあります。

きっかけは、夏目雅子さん？

豆刈りをした畑で丸刈り（28,000view）

僕は今まで2回ヘアドネーションをしていますし、最初にヘアドネーションをした時、いきなり丸刈りになった僕に、
「なんで髪を切ったの？」
と聞いてくる人もいました。そこからヘアドネーションの話が広がることもありました。

個人的には、実際に髪の毛を寄付できなくても、
「こんな活動があるんだよ。どうせ髪の毛を切るんだったら、こんな風に利用する方法もあるよ」
と話題にすること自体がボランティアだと思っています。

2回目のヘアドネーションの時は、どうせだったらイベントにしてしまおうと、黒枝豆で有名な兵庫県の丹波で「豆刈り」と「丸刈り」をかけて、豆刈りをした畑で友人に僕の髪もカットしてもらいました。
そしてその時の写真をネットに投稿したら、のべ28000人ぐらいが見てくれたので、もしその中で1人でも2人でもヘアドネーションに関心を持つ人が出てきたとしたら、それでいいんじゃないかって思っています。

僕のモットーは、ゆる〜く面白いことを楽しんでいく、なので。

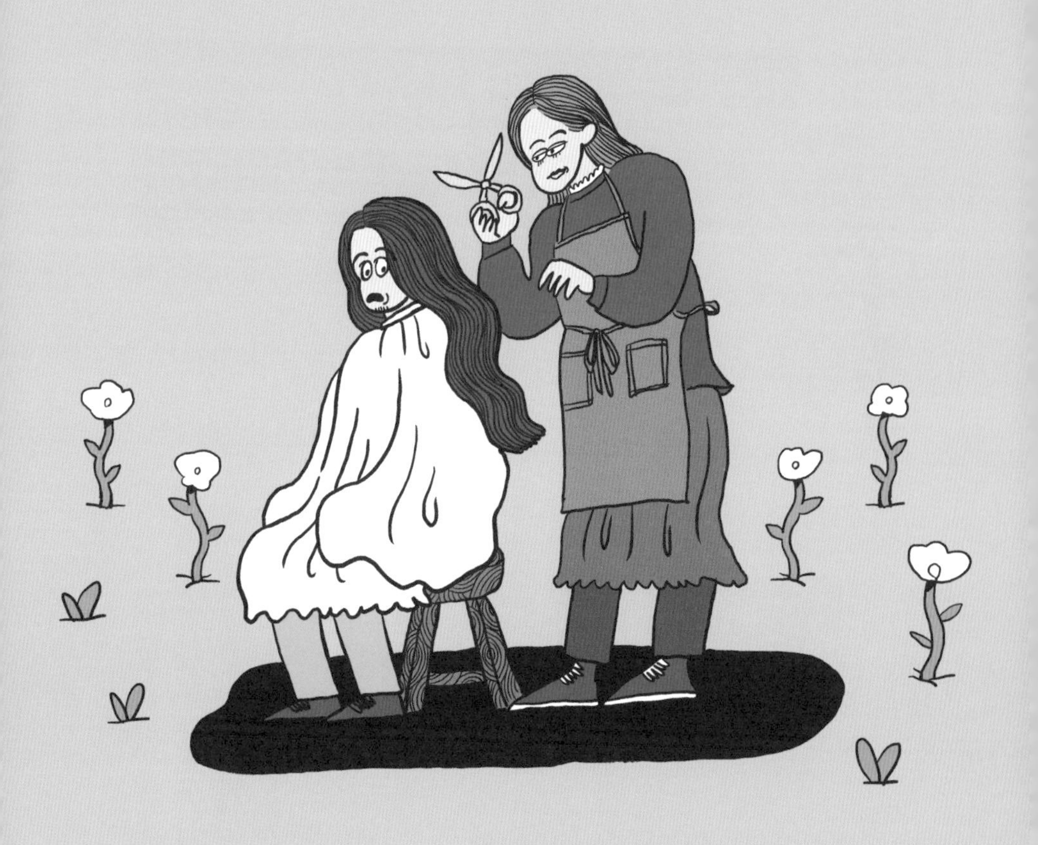

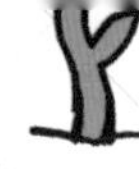

相手を思いやる、想像力とゆとり

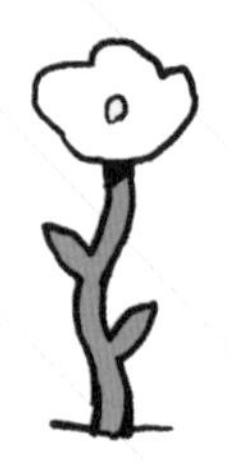

僕らができるのは、髪の毛がない状態から、たとえばウィッグをつけることで髪の毛があるように見える段階へもっていく、その手伝いまでです。その人がウィッグをつけるかどうか選んだり、ウィッグは要らないと言ったりしても、それはそれで、その人の自由意志だと思っています。

ジャーダックが目指す「必ずしもウィッグを必要としない社会」を実現するのは、今の日本では正直難しいと思います。

たとえばつい先日、電車で泣いている赤ちゃんとその母親がいたんです。母親がどんなにあやしても赤ちゃんは泣き止まない。すると、近くにいたおっちゃんが「うるさいぞ！」って声を上げたんです。

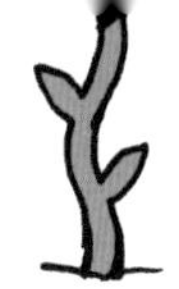

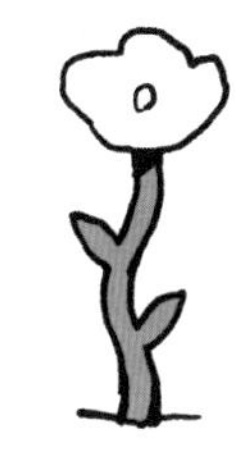

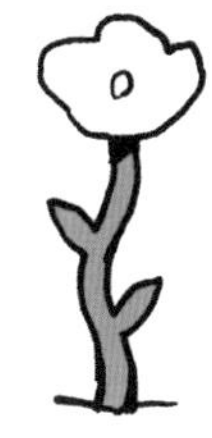

世間的には、なんてひどいおっちゃんだってなりそうですよね。だけどもしかしたらあのおっちゃんもまた、ギリギリまで追い詰められていて、必死に踏ん張っていたのかも知れない。だとしたらそんなおっちゃんに、「あんた、なんでそんなこと言うんだよ」と言うことが良いことなのかどうか、わからないですよね。

そのおっちゃんにも僕の知らない大変な事情があるのかも知れない。本当のところなんてわかりません。でも大切なのは「自分の知らない何かがあるのかも知れない」と考え、想像することだと思っています。そしてそのためにこそ、頭や心に余裕が必要なんだと思います。

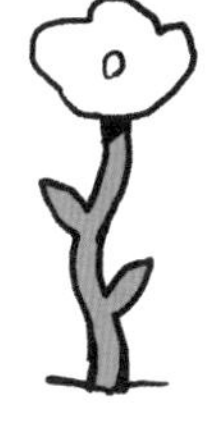

僕の髪は、ただの「きっかけ」

僕自身はヘアドネーションを2回しているし、今も3回目をしようとしていますが、僕はヘアドネーションをすることが「正解」だとは思っていません。

ウィッグを使うことだけが「正解」だとも思っていません。ただ、僕の髪やウィッグがとりあえず何かを考える「きっかけ」になればいいと思います。

考えれば考えるほど、もしかしたら自分の知らない秘密や問題があるのかも知れないと、たくさん想像できるようになる。そうすれば、もしかしたら新しい価値や面白さだって見つかるかもしれない。

また、自分ならこうしていきたいと思える未来や目標だって見つかるかも知れない。そんな「もしかしたら」や

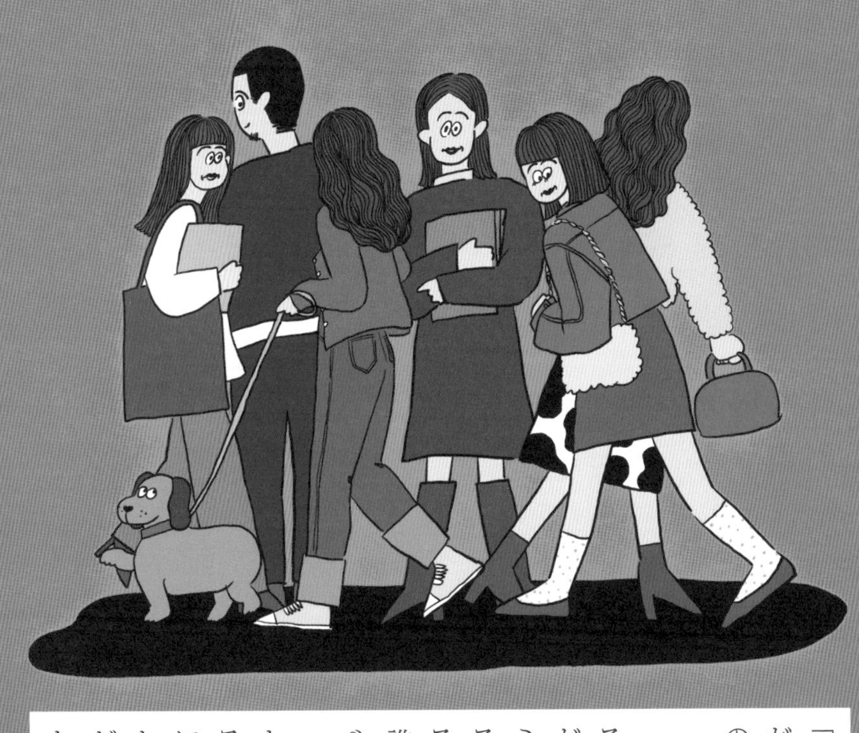

「かも知れない」を楽しめることこそが、「多様性を認め合うこと」の最大の魅力なんだと思います。

誰がいいとか、この人がダメだとか、そういうのじゃなくて。いろいろな人がいるって事実をお互いに認め合うからこそ、自分が今よりももっと楽しめる「きっかけ」をたくさん見つけられるし、自分の中にある楽しさを、他の誰かと何倍にも大きくできるチャンスや選択肢が生まれる。

大変なことって本当にいっぱいあると思うんですけど、それでもみんながそれぞれ、ちょっとずつでもそんな風に考えられるようになれば、その時はもしかしたら、ジャーダックの目標だって実現されていくかも知れないなぁって、楽しく想像しています。

あなたの髪が、ウィッグになるまで

ジャーダックのメディカル・ウィッグの作り方

1つのウィッグを作るには、およそ30~50人分の髪の毛が必要になります※1。

ウィッグの長さによっては、それ以上必要なこともあります。

ジャーダックに寄せられた髪が、ウィッグとして届けられるまでを簡単にご紹介します。

※1 1つのウィッグを作るのに多くの人の髪の毛が必要なのは、1人の人から送られてくる髪の毛には、たくさんの「短い毛」が含まれているからです。同じような長さの髪の毛に見えますが、実は長さはバラバラで、その中から、同じ長さの髪の毛だけを集めると、量がかなり少なくなるのです。

1 仕分け

長さ別に仕分ける

ジャーダックでは、寄付するための規定は長さだけです。
カラー、パーマ、ブリーチヘアでも、白髪、縮毛矯正をした髪でも大丈夫です※2。
寄付された髪の毛は、最初にS～LLの長さ別に仕分けられます。
ウィッグが届くのを待っている子どもたちの多くが、三つ編みをしたり、ヘアアレンジをしたりして、オシャレを楽しめるぐらいの長めのウィッグを希望しているため、 50cm以上の長い髪の毛はとても貴重です。

※2 軽く引っ張っただけで切れてしまうほどの極端なダメージがなければ、どんな髪でもウィッグとして役立てることができます。

耳下ぐらいまでの長さ
（ショートヘア～ボブスタイル）

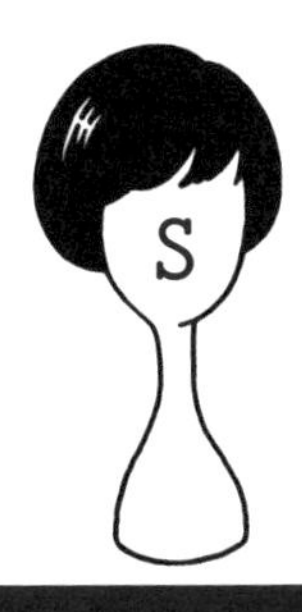

必要な髪の毛の長さ
31cm以上～40cm未満

鎖骨ぐらいのまでの長さ
（ボブスタイル～セミロング）

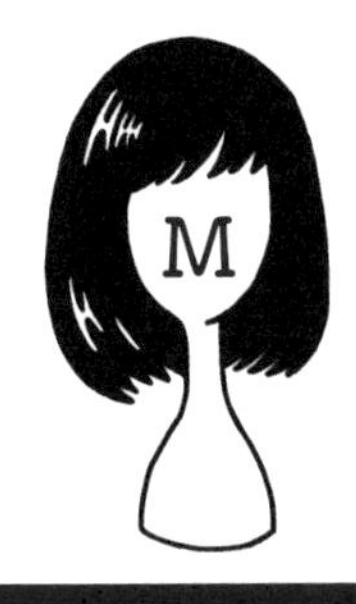

必要な髪の毛の長さ
40cm以上～50cm未満

鎖骨から背中までの長さ
（セミロングヘア～ロングヘア）

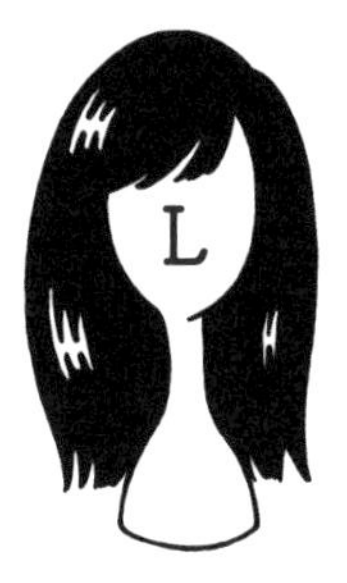

必要な髪の毛の長さ
50cm以上～60cm未満

背中から腰ぐらいの長さ
（ロングヘア～スーパーロングヘア）

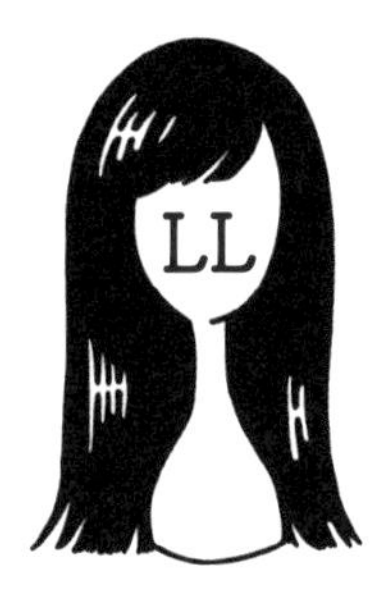

必要な髪の毛の長さ
60cm以上

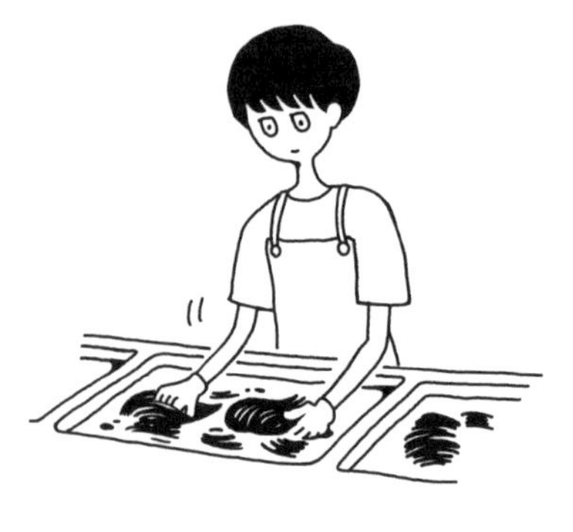

2 トリートメント処理
髪の毛の色や質感を均一に整える

長さ別に仕分けされた髪の毛は、専門の工場でトリートメント処理を施されます。
トリートメント処理では、様々な人の髪の毛の色や質感を均一に整えています。そのため寄付する時の髪質、カラーリングやパーマの有無は関係ないのです。
ウィッグに使われる髪の毛の品質は、元の髪の毛の質とトリートメント処理の技術によって決まり、ジャーダックではレミーヘアと呼ばれる最高級の品質となるように処理しています。

3 メジャーメント
頭の形・サイズを採寸する

レシピエントにあったウィッグを提供するため、レシピエントの子どもたち、ひとりひとりの頭の形を測ります。今までは、レシピエントの方にメジャーメントをする会場まで来ていただくか、ジャーダックのスタッフがご自宅か病室に伺って採寸していましたが、 2020年10月より、「ご自宅でのリモート採寸によるメジャーメント※3」を導入したことによって、レシピエントの方がご自宅で自分の頭のサイズを採寸できるようになりました。

※3　5種類のキャップ（植毛されていないウィッグのベースネット）をそれぞれ被って比べてもらい、自分の頭に一番フィットするサイズと、過去に人気の高かった4種類のウィッグのイメージ画像の中から、好みのウィッグのヘアスタイルと長さを選択する方式。

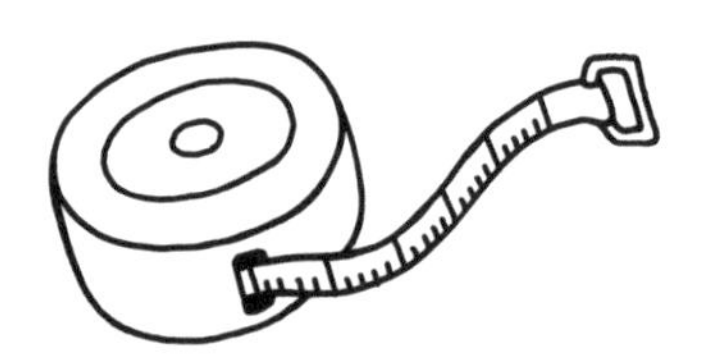

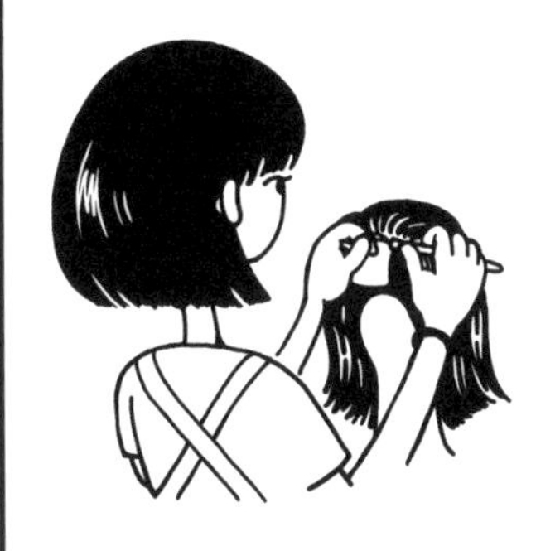

4 ウィッグの製作

1本1本、手植えでウィッグを作る

ジャーダックのメディカル・ウィッグは、トリートメント処理された髪の毛を、職人さんが毛髪の質、長さ、太さなどを細かく確認しながら1本1本、ウィッグの土台となるベースネットに折り返すように手作業で植えつけていきます。
この製法だと仕上がりのウィッグの長さが元の髪の毛のおよそ半分になりますが、頭皮への刺激が少なく、髪の毛が抜けにくい、長く使えるウィッグに仕上げることができます。

5 ウィッグカット

好みのヘアスタイルに

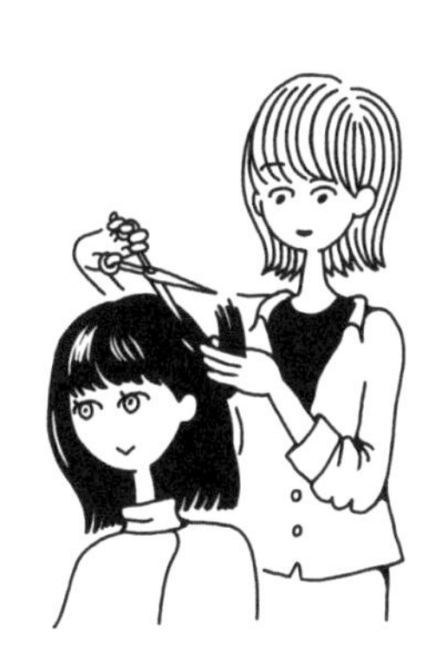

完成したウィッグは、ある程度ヘアスタイルのベースができた状態でお届けしますので、ウィッグを手にしたその日から使えます。
* もちろん、美容師さんに好みのヘアスタイルにカット(ウィッグカット)をしてもらうことも可能です。

ジャーダックでは、このような工程を経て作られたウィッグを『Onewig(ワンウィッグ)』と呼んでいます。この『Onewig』という言葉には、「たくさんの工程を経て、多くの方々の想いを乗せて出来上がった、世界でひとつだけのウィッグ」「自分だけにピッタリと合うウィッグ」という意味を込めています。

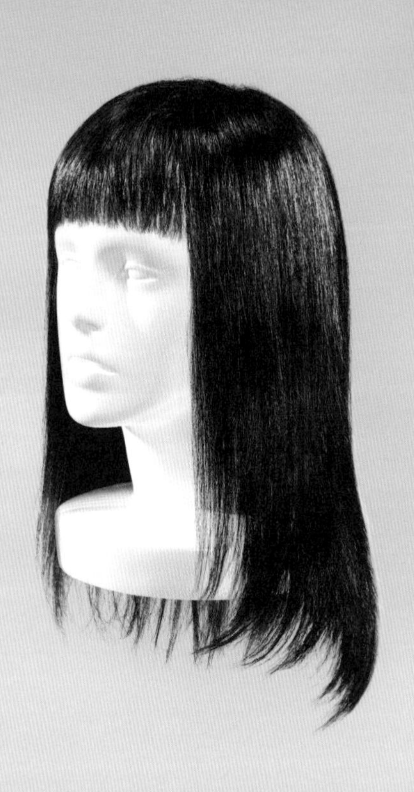

ONE WIG

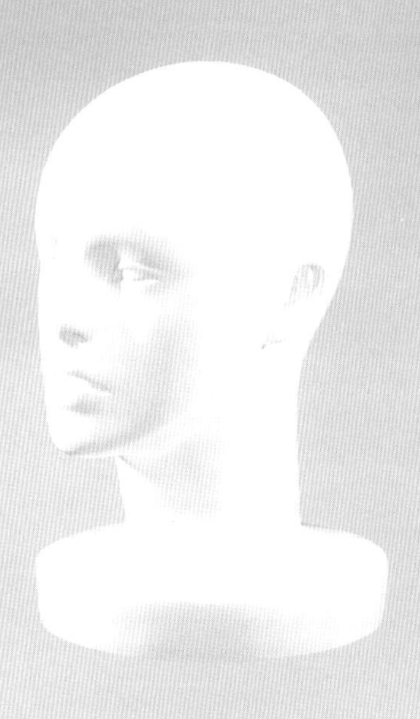
ONE PERSON

DONOR

INTERVIEW

加藤 みゆき

Miyuki Kato

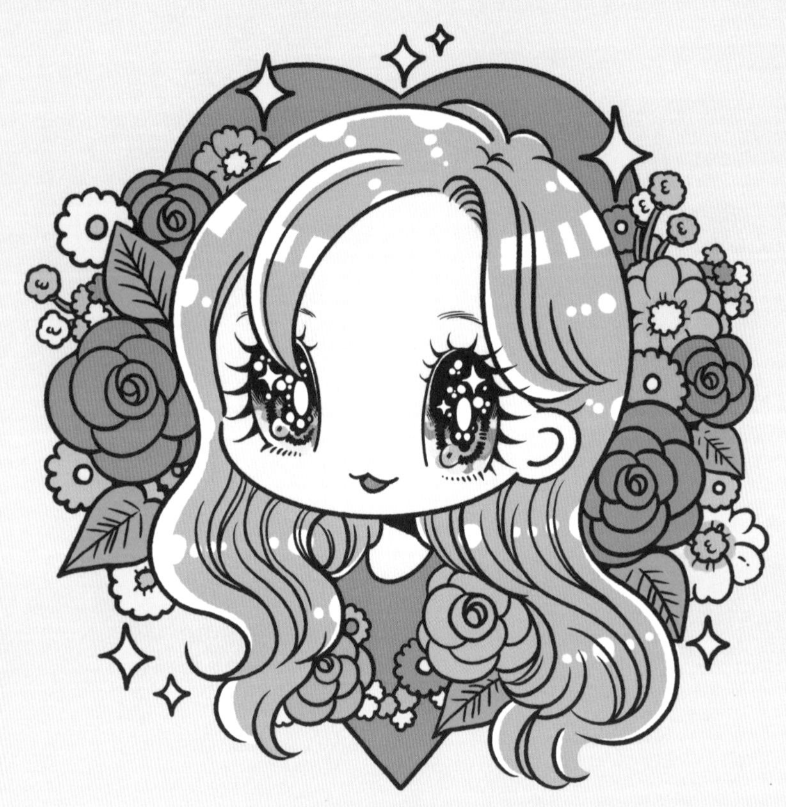

自身が膵腎同時移植のレシピエント。

10歳の時に1型糖尿病を発症。

25歳、出産をきっかけに腎臓に負担がかかり、30歳から人工透析。

失明の危機、感染症からの壊疽(えそ)による足切断の危機を乗り越え、

38歳で膵臓と腎臓の移植を受け、健康を回復。

移植後、伸びた髪の毛をヘアドネーションする。

「もらってくれて ありがとう」

ヘアドネーションをしたのは、膵腎同時移植後に伸びた髪の毛を切るきっかけが欲しかったからです。

ヘアドネーションをする3年前、私は膵臓と腎臓の移植を受けました。そのおかげで元気になり、それまでよりも髪の毛が伸びました。

でも、伸びた髪の毛を切ることがなかなかできませんでした。それは膵臓と腎臓のドナーさんと一緒に過ごしてきた3年間の象徴だったからです。そんな時、ヘアドネーションのことを知り、これならドナーさんも喜んでくれるだろうと思って、髪を切って贈りました。

私はドナーさんからいただいた臓器のおかげで健康を回復しました。周りのみんなは「良かったね」と言ってくれましたが、「誰かの大切な人の死と、それを悲しむ家族の上に今の私の健康がある。自分だけが幸せでいいのか?」という思いがずっとあり、素直に喜ぶことができませんでした。

でも、ドナー慰霊祭でドナーさんのご家族の方から、

「臓器をもらってくれてありがとう」

と言われたんです。

臓器移植は誰が誰に贈ったのかはわかりません。なので声をかけてくださった方も見ず知らずの方だったわけですが、そんな見ず知らずの方が私に対して、

「臓器をもらってくれてありがとう。ずっと元気でいてね」

と言ってくれたんです。
「私の方がお礼を言わなければいけない立場なのにどうして？」って、とてもびっくりしました。でも、その時初めてドネーションというものを通じて相互感謝が成り立つということを知ったんです。
その方のご家族は亡くなってしまったけど、その方の臓器がこうして人の役に立ちながら生き続けていることに感謝してくれている。今は心から「ドナーさんのおかげで幸せです」と言えるようになりました。
ヘアドネーションも臓器移植と同じように、相互感謝が成り立っている世界だと思います。

今はまだ、応急処置の段階

しない社会」。ジャーダックが目指す「必ずしもウィッグを必要と

この考え方が世の中に広がるまでには時間がかかると思います。そして、この考え方が世の中に広がるためには「なぜ」を理解してもらうことが必要です。なぜなら、人にはいろいろな固定観念があるからです。

今はこの目標に向かっていく途中の、応急処置の段階だと思います。本当は根本治療をしたいのだけど、一気には解決できないから、今は応急処置としてヘアドネーションの活動、ウィッグを届ける活動を広げていく段階なのではないでしょうか。そして、それはそれで必要な段階だと思います。

海外では、臓器移植は珍しくもなく当たり前のことなので、ニュースにもならないのです。ヘアドネーションもニュースにならない世の中になるといいなと思います。

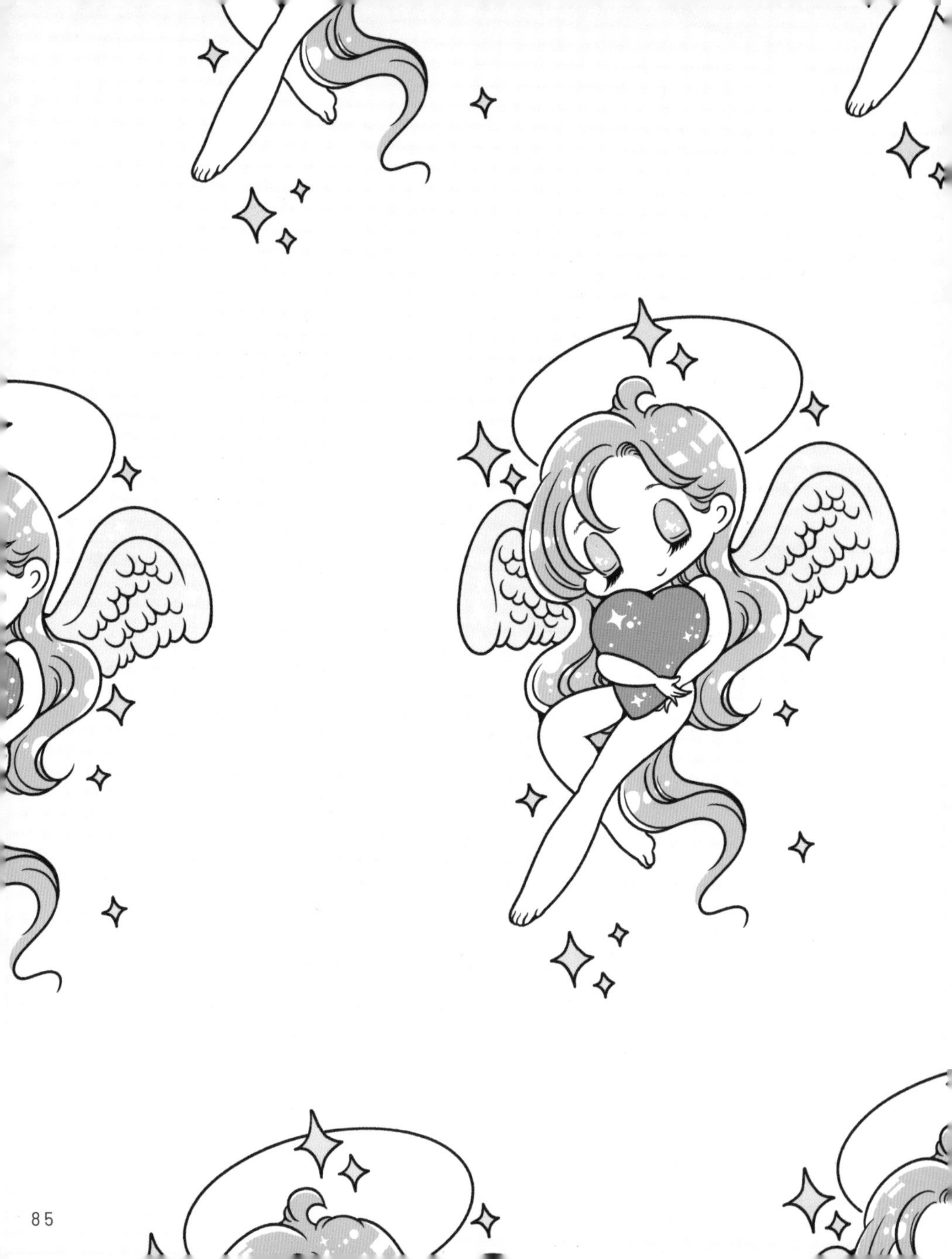

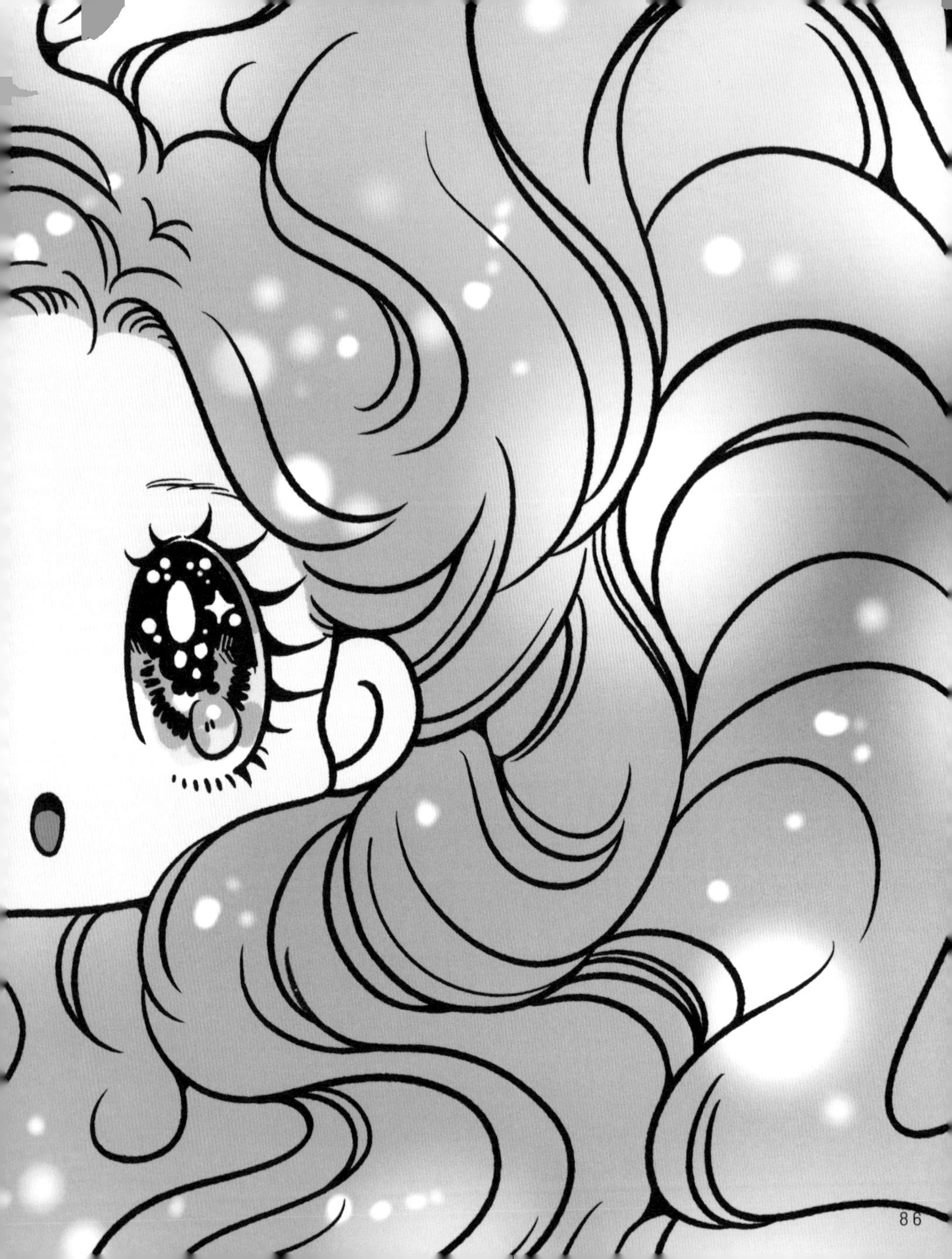

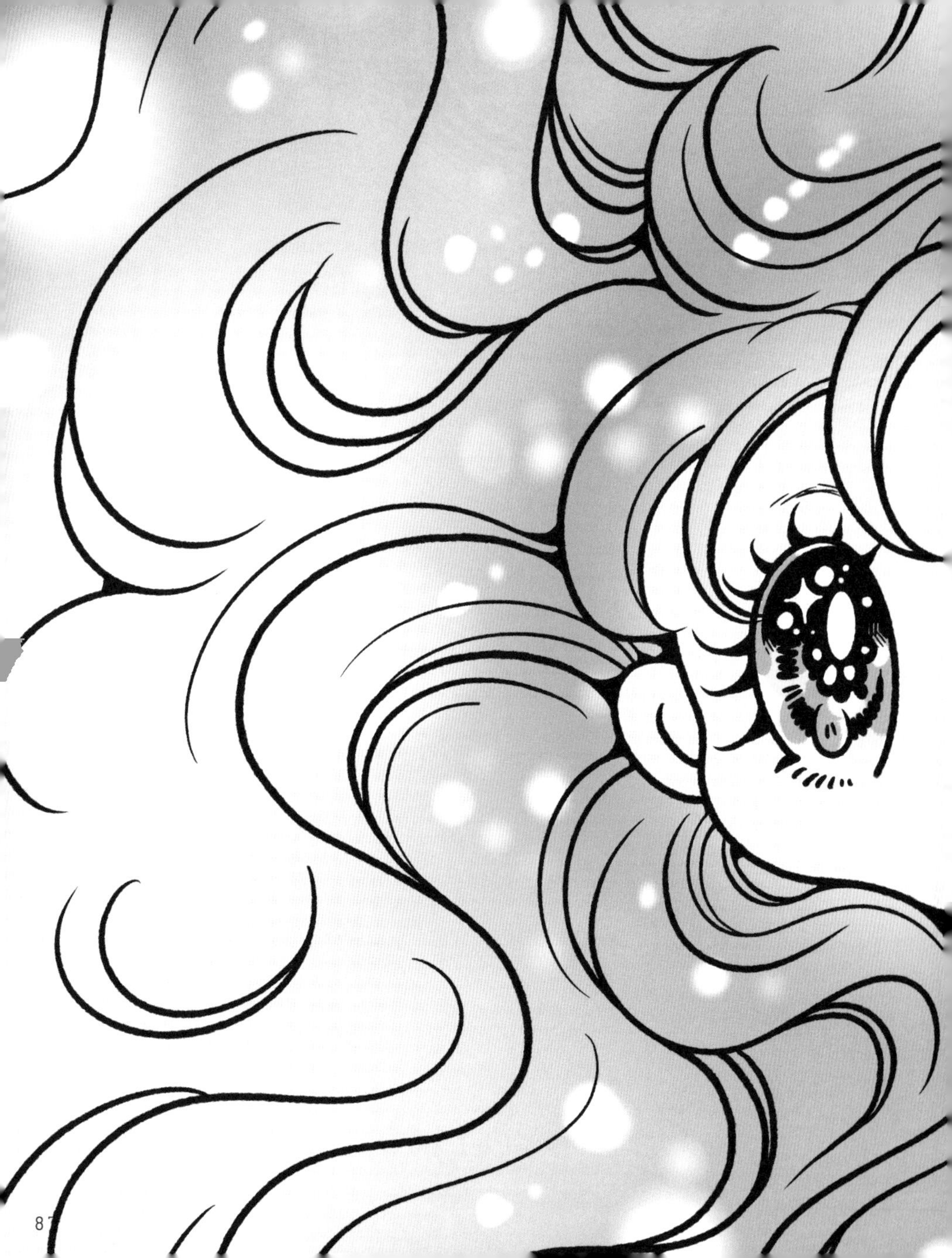

竹内 芳と
その両親

Kaoru Takeuchi & Parents

芳さんは、ウエスト症候群という病気のため、
自分の力で動くことも話すことも困難。
2018年、芳さん自身の意志でヘアドネーションを行う。
ご両親は、ともに高校教師。
※ ご両親にお話を伺いました。

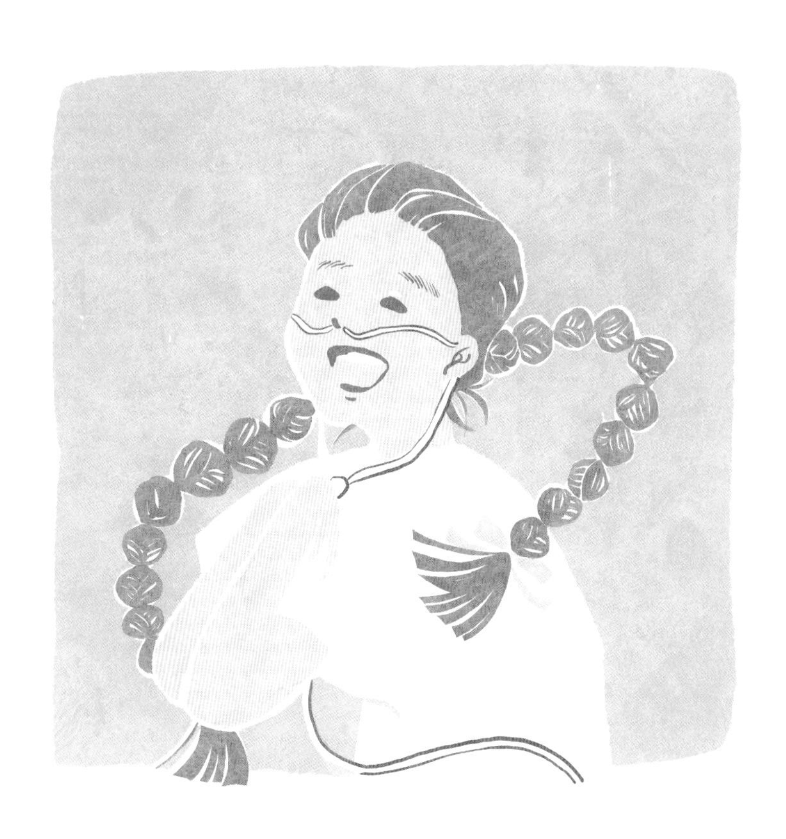

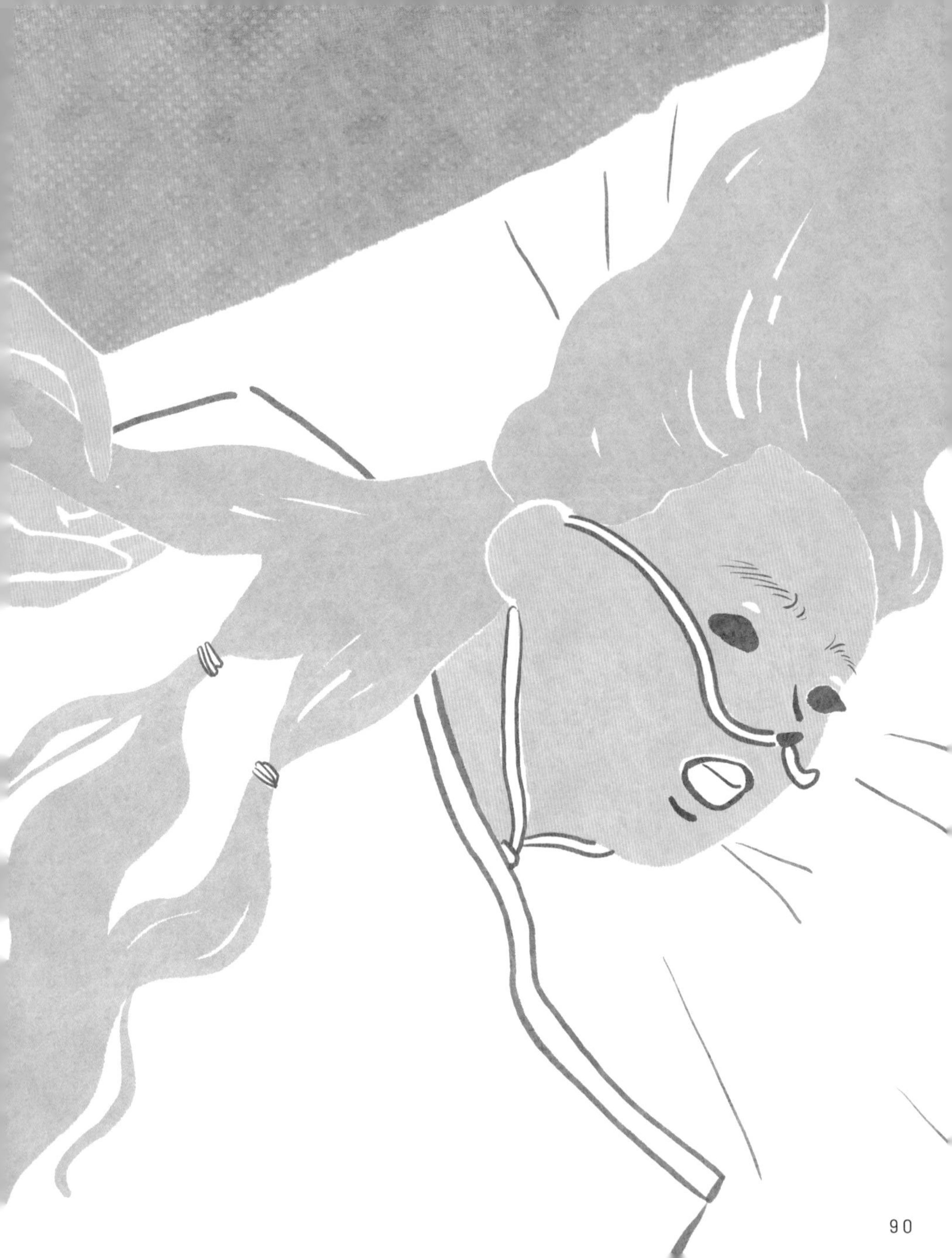

誰もが、誰もの役に立てる

ヘアドネーションは、芳にとっても、竹内家にとっても一大イベントでした。何枚も何枚も写真を撮り、ビデオも撮りましたよ（笑）。

芳はしゃべれないのですが、左手をぎゅっと握ることで意思表示をしてくれるのです。

ある日、通っているヘルパーさんが芳を介護しながらヘアドネーションをしたという話をしていた時、芳が左手をぎゅっ、ぎゅっと握って、自分もしたいという意志を示したのです。

それからは、芳のヘアドネーション実現に向けて準備です。

総勢10名ぐらいのヘルパーさん全員に、芳の意志を伝えて協力をしてもらいました。というのも、介護の現場では髪の毛が長いとシャンプーなどにおいて介護がしにくいため、髪の毛を伸ばすことを理解してもらわないといけないからです。

そして、芳がヘアドネーションをすると決めてから3年。腰ぐらいの長さになった芳の髪の毛を自宅で切りました。

最初は、緊張してきゅーっと身体を硬くしていた芳も、髪を切り終わった頃はほっとした様子で、ようやく笑顔を見せるようになりました。

芳はいつも人のお世話になっています。だから、誰かのために何かをしてあげたい、という気持ちがずっとあったのだと思うのです。芳にとって、ヘアドネーションは初めて人のために役に立てる機会でした。それに気づいた時、芳は本当に嬉しかったと思います。

骨髄移植などは、やろうと思ってもなかなかすぐにはできませんが、ヘアドネーションは髪の毛を伸ばすのに時間はかかるものの、やろうと思えばできるハードルが低いドネーションです。それにどうせ捨てられる髪だったら活用できた方がよいし、誰かのために役に立てるチャンスがあるのであれば、活かした方がよいと思います。

障がいに、見慣れてほしい

まだまだヘアドネーションの認知は広まっていないと思います。

芳がヘアドネーションをしたことを知った人の中にも、自分が髪を切る前に知っていたらヘアドネーションをやりたかった、と言っている人がいました。

また、腰ぐらいまであった髪をばっさり切ってボブにした教え子に「えっ、ヘアドネーションしたの?」と聞いたら、「何それ?」と。その子も「知っていたらヘアドネーションしたのに」と残念がっていました。

今はまだヘアドネーションを知らない人も多いし、どこのサロンでもヘアドネーションができるわけではありません。日本全国、どのサロンでも気軽にできる

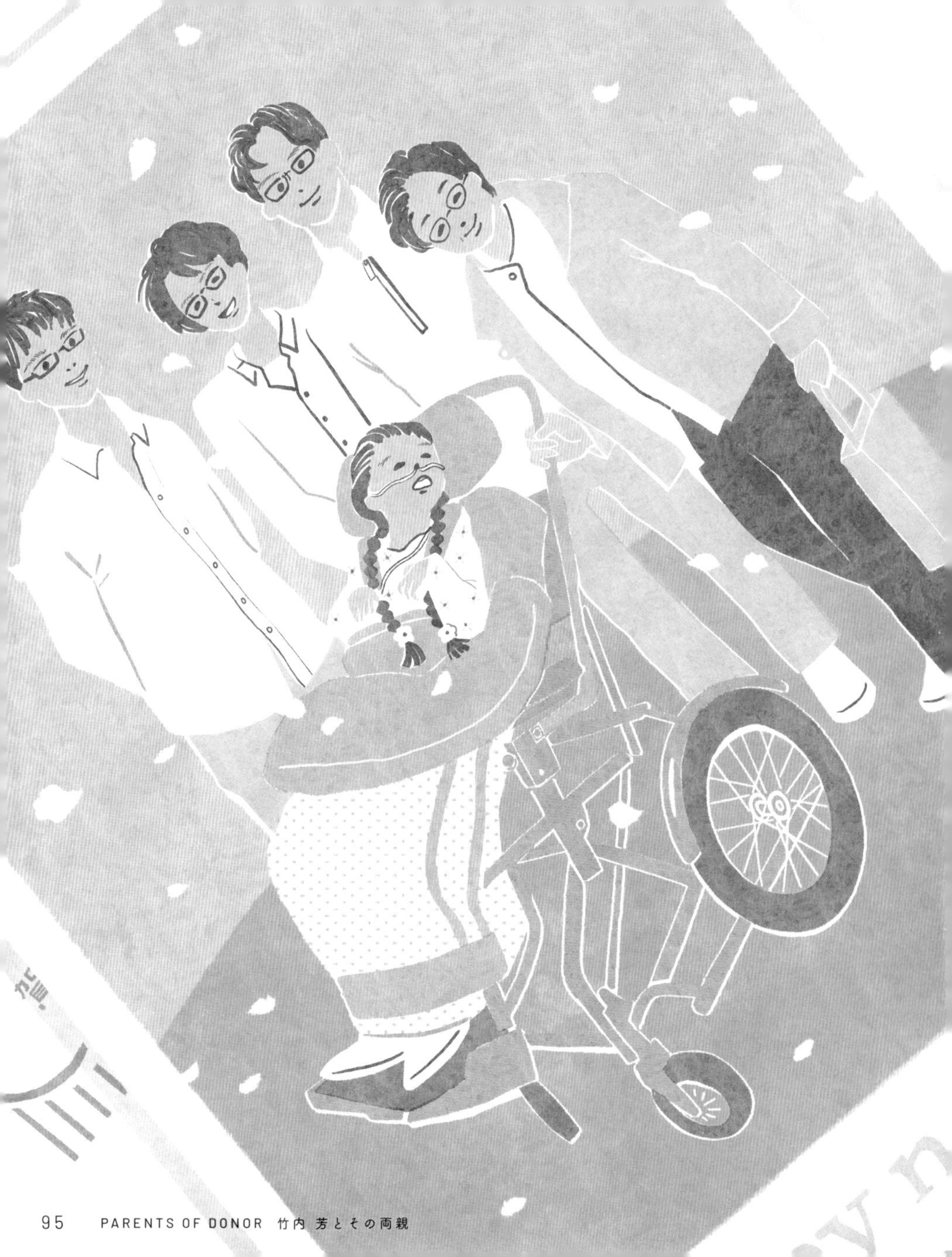

ようになったらよいと思います。

知らせることは大切だと思います。

我が家では、芳と一緒に写った家族写真を年賀状で送ります。重度の障がい者が、普通にかけがえのない家族として存在している姿を年賀状でお伝えすることで、見慣れていってくれたらと思っているからです。

そして、芳と一緒によく外出もします。社会が重度の障がい者に見慣れていき、少しでも優しい気持ち、普通と変わらない接し方をしてくれたらと思っています。

また、私も夫も生徒が卒業する時に、芳の写真などを使ったスライドショーを見せています。誰もが、将来障がい児の親になる可能性がある。そうでなくても、将来障がい児と関わることがあるかもしれない。その時に、自分の担任の先生もこういう子を育てていたなと、少しでも身近な存在として接して欲しいのです。

何ごとも知ることが大事だと思います。知る機会さえあれば、優しい気持ちを持つ子たちが確実に増えていく。

ジャーダックの活動も、より広く知られていくことで、目指す世界への理解も広がっていくと思います。

どんな子どもたちが待っているの？
ウィッグを必要とする子どもたちがかかえる事情

ジャーダックでは、提供するウィッグの63%を脱毛症の子どもたちに、
21%を無毛症、乏毛症、抜毛症などの子どもたちに、16%をがんの子どもたちに送っています※1。

[脱毛症]

脱毛症にはいくつかの種類があり、「脱毛した」といっても原因も症状も様々です。その代表的なものに円形脱毛症があります。
円形脱毛症は、ある日突然、原因もわからず髪の毛が抜けてしまう病気です。1か所、もしくは数か所に脱毛斑ができるもので、その多くは特に治療はしなくても自然に治っていくと言われています。しかし円形脱毛症にはいくつかの型があり、全頭型や汎発(はんぱつ)型などでは完治し難い傾向のものもあります。

円形脱毛症は、毛包組織に対する自己免疫疾患と考えられていますが、今はまだ効果的な治療法すら確立されていないのが現状です※2。難治性の円形脱毛症の方は、ウィッグをつけている期間も長い傾向にあり、中には人生のほとんどでウィッグを使用されるケースもあります。

特定非営利活動法人　円形脱毛症の患者会の事務局長として、長年、脱毛症の患者さんに寄り添ってきた山﨑明子さんは、「病気のことは知って欲しいけれど、自分自身が患者であることは知られたくない、という方が9割ぐらいだと思います。多くの方は、そっとしておいて欲しいと思っていると思います。私は、周囲の方には、いつかその方のタイミングで言われるまで、そっと待っていただきたいと思っています。そして難しい問題ですが、病気で脱毛したことを人に言える方たちは、本当に勇気を持ってカミングアウトされています。さらに一歩進んで、脱毛症も個性として捉え『私もキレイ』とメイクをしてイベントなどをされる方もいらっしゃるようになりました。素晴らしいと思います。でも反面、それを見て複雑な思いを抱いている方もいらっしゃるのです」と言います。
また、中には短期間で転職を繰り返す方もいるようです。ウィッグだと髪の毛が伸びず、ずっと同じヘアスタイルなので、周りから不自然と思われる前に辞めるのだそうです。

[無毛症、乏毛症、抜毛症]

生まれつき毛髪を持たない病気のことを無毛症、同じく生まれつき毛髪が少ない病気のことを乏毛症と呼び、乏毛症の場合は縮れ毛を伴うことがあります。いずれも原因は分かっておらず、効果的な治療法も確立されていません。

抜毛症とは、本人が意識して、もしくは無意識に自分の毛髪を抜いてしまう病気です。抜く場所が偏っていたり再び生えてきた毛も抜くことによって、その部分が円形脱毛症のような状態になったりします。
頭髪だけではなく眉やまつ毛などを抜くこともあります。

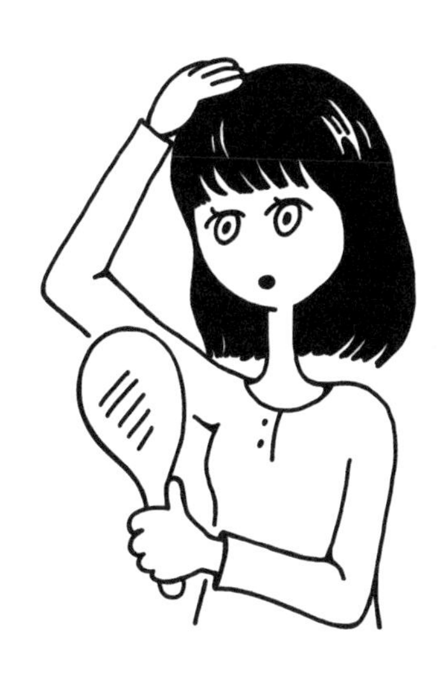

[がん]

小児がんの場合、治療によって脱毛を体験する子どもは少なくありません。
薬剤や治療法によって異なりますが、抗がん薬の投与から2~3週間後に脱毛が始まり、2~ 3か月の治療が終わると、多くの場合、3~6か月後には再び髪の毛が生えてきます[※3]。そのため、がん患者の子どもたちがウィッグを必要とするのは、およそ12 ~ 18か月と限られた期間です。

国立がん研究センター中央病院アピアランス支援センター長の野澤桂子先生は、「がんの場合、治療が決定してから実際に脱毛するまで数週間の時間的余裕があるため、その間にウィッグなどの準備をすることや、脱毛から再び髪の毛が生えてくるまでのプロセスを知ることなどは、病気に対するコントロール感を作りだすことにもつながり、自己効力感を高めるために大切です 」と言います[※4]。

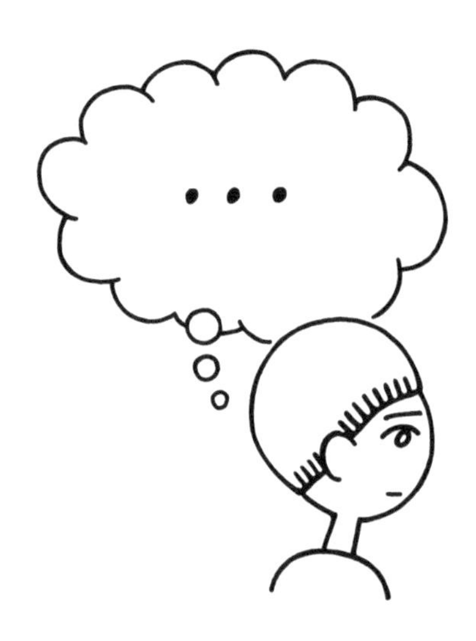

ウィッグを、病気の理解の入り口に

がんの場合、抗がん薬の投与から2～3週間後に脱毛が始まるため、治療開始後、すぐにウィッグが必要となります。しかしジャーダックでは、申請順にオーダーメイドで製作しているため提供までに時間がかかり、がん患者の子どもたちがウィッグを必要とするタイミングでお届けできないことがあります。そのため、待っている間に髪の毛が生えてきたからとウィッグを辞退されるケースもあります。

野澤先生は、「残念ながら、がん患者の子どもたちにとってはジャーダックの活動は数的にはそれほど役に立っていません。しかしだからといって、ジャーダックの活動に意味がないとは思いません。ジャーダックの活動を通じて、脱毛症、乏毛症、小児がんの治療などで、髪の毛を失った子どもたちがいるということ、こんな病気があって、困っている子どもたちがいるということを、世の中に伝えた意義は大きいと思います。なぜなら、子どもたちが抱える問題を解決していくためには、まず知ってもらうこと、それがとても大切だからです」と言います。

ヘアドネーションという活動において、ウィッグを提供することと同じように髪の毛がないことで「生きづらさ」を感じている子どもたちがいることを伝えるのもまた、大事な役割のひとつだと思っています。病気への理解が進み、病気と向き合う子どもたちが今よりも生きやすくなるきっかけにつながっていけば、と思います。

※1 2019年ジャーダック実績より。
※2 「日本皮膚科学会円形脱毛症診療ガイドライン2017年版」より。
※3 再発毛の定義が研究によって異なるため、再発毛の報告にもばらつきが見られます。
※4 米国がん看護学会による「がん化学療法ガイドライン」でも、外見の変化に対するコントロール感を高めるために、適切な情報提供を含む脱毛前教育の重要性を明記しています。

Miku
Wakao

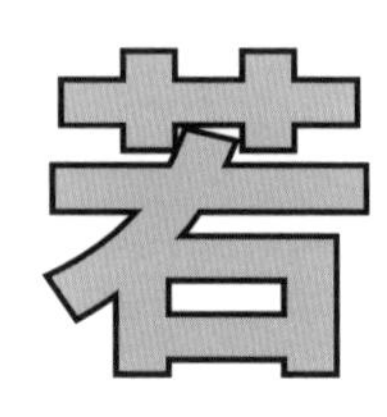
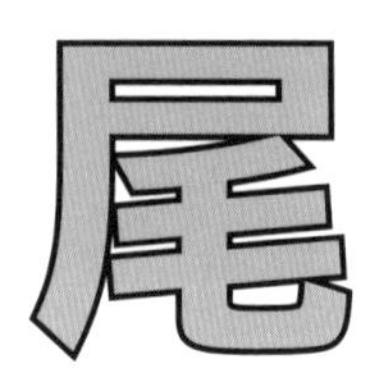
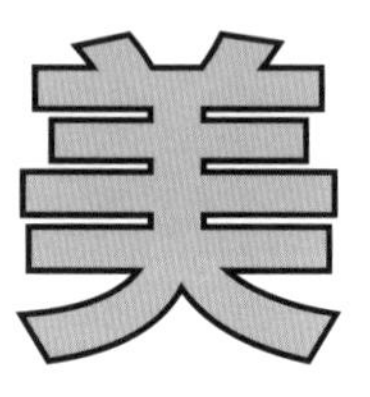
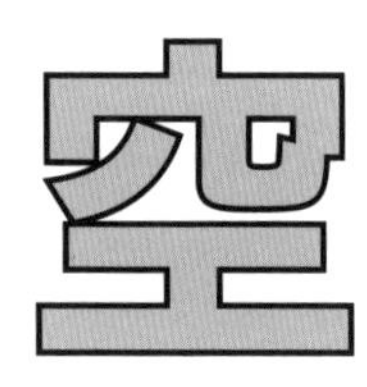

中学2年生。
小学4年生の時にヘアドネーションをし、
現在2回目のヘアドネーションのために
髪の毛を伸ばしている。

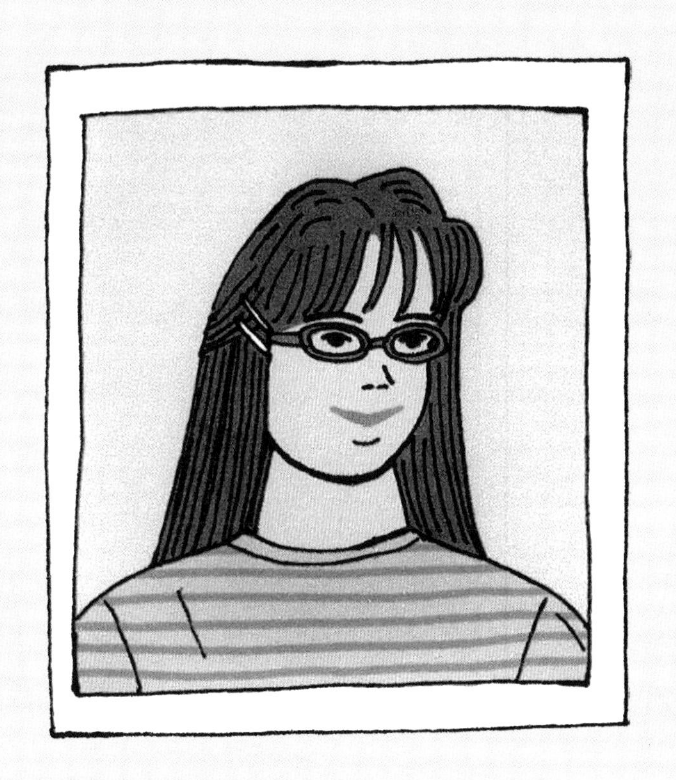

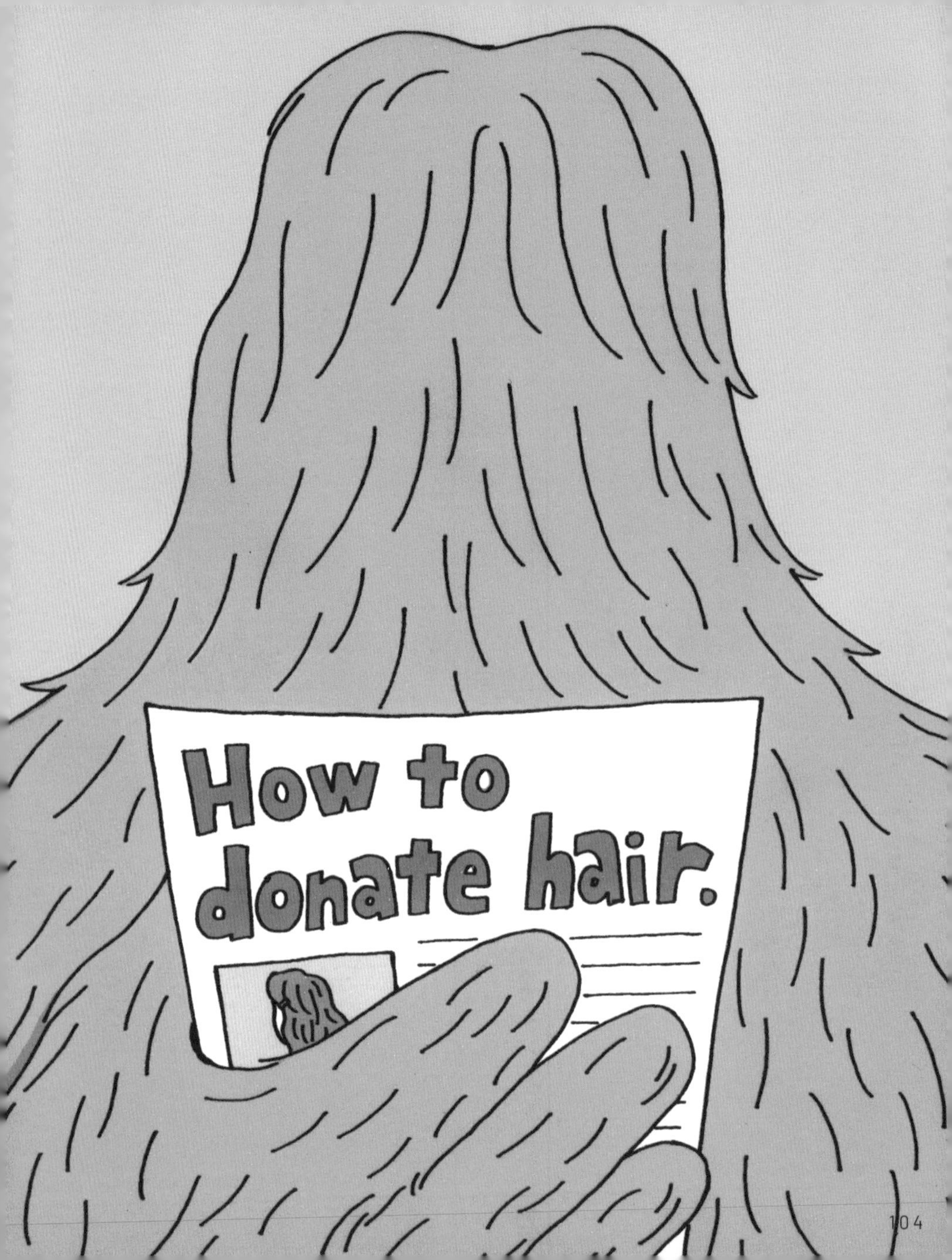
How to
donate hair.

今はもう、かわいそうって思わない

ヘアドネーションをした理由は、髪の毛がない子どもたちがいるって知って、かわいそうやなって思ったから。自分の髪を贈ることで、幸せになってくれるのだったら嬉しいなって。

でも、渡辺さんから「ウィッグをもらう子どもたちは、かわいそうな子どもたちではない」って聞きました。

今は「その子たちがウィッグをつけても、つけなくてもいい世の中にしたい」という考えを応援したいと思っています。

自分たちのできる範囲で、ヘアドネーションの存在を周りの人たちに知ってもらうように広めています。

お母さんとチラシを作って、近くのサロンに飛び込み営業もしてみたりして。1軒だけは「あー、興味があったんですよ」と言ってくれたのですが、他のサロンには興味を持ってもらえなくて、ちょっと心が折れてしまって……。今はサロンへの飛び込み営業はしていません（笑）。

でも、七五三の時に目にするだろうから、写真館などにチラシを置いてもらえないか、って考え中です。

届ける人にも
思いがある。
もらう人にも
思いがある。

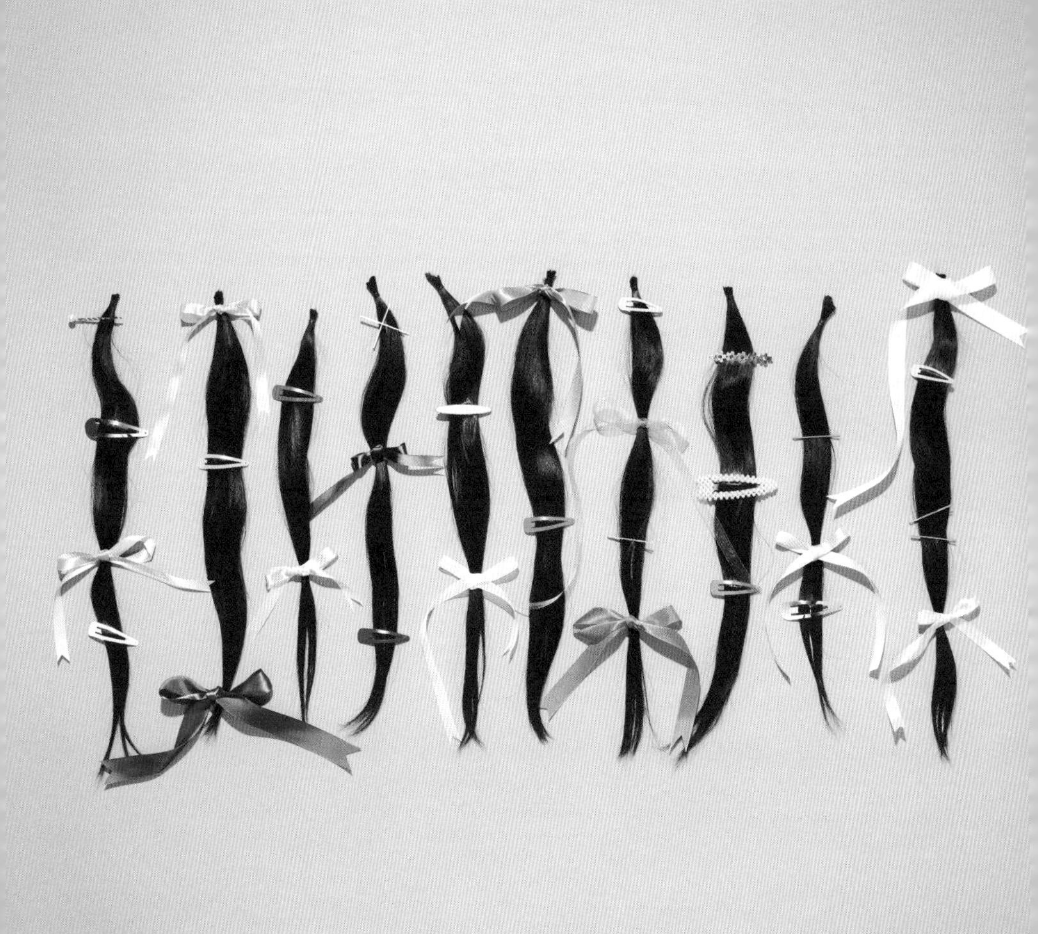

INTERVIEW

柴咲 コウ

Ko Shibasaki

女優、アーティスト、実業家。
2015年12月、Instagramでヘアドネーションのために
切った髪の写真を公開。
多くの人がヘアドネーションの存在を知る
大きなきっかけとなる。

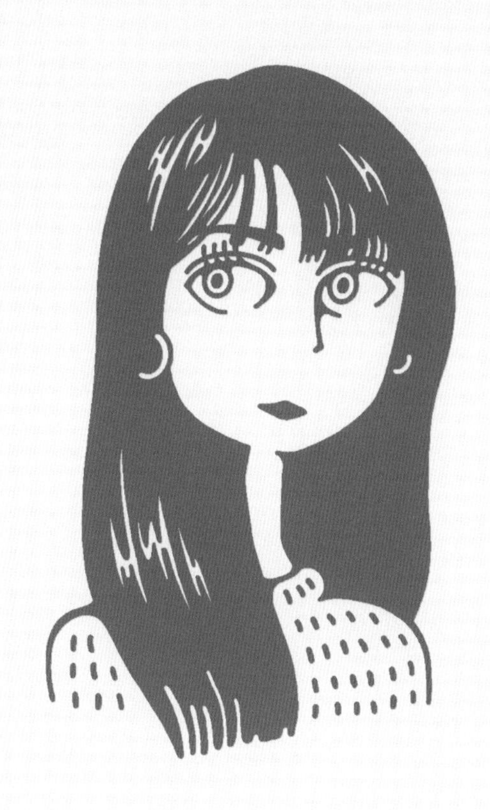

大人が知れば、子どもは生きやすくなる

　ヘアドネーションをしたきっかけは、当時通っていた美容室でヘアドネーションができることを知ったからです。シンプルですが、どうせ長い髪を切るなら、捨てるのではなく活用法があるといいなと思ったからです。

　ヘアドネーションに限らず、様々な立場の人が自分らしく生きられる社会を望んでいます。

　自分では気にしていなくても、ある日クラスメイトに言われた何気ない一言が心に引っかかり、学校へ行くのがイヤになったり。「自分は変なのだろうか？」と不安になったり。

「普通」という概念が形成されてゆく小さな社会＝「学校」で生きる幼き心はとても繊細です。

　髪の話ではありませんが、私が小さい頃は、目の見えない子、特別支援学級の子、外国から引っ越してきた子、皮膚疾患のあ

る子……いろいろな子がいました。けれど、事前に大人からしっかりした説明があったこともあり、トラブルになるようなことはそうなかったように思います。

そんな中、気づけばクラスで一言も喋らない子がいました。授業中、発言を促されてもただただ無言を貫くその子を、先生もクラスメイトも、理解できていませんでした。私はというと、放課後、その子が信頼している友だちの輪に交じって遊ぶことが多かったのですが、学校をひとたび離れるとその子はとても饒舌にお話ができる子で、頭もいいんだなぁという印象を受けました。

大人になってから知ったのですが「場面緘黙（かんもく）」という症状だそうです（当時の自分に教えてあげたいです）。先生も事情を知らなかったため、教室では国語の朗読でその子に番が回ってくるたびに長い沈黙が訪れました。反抗していると捉えたのか、先生も根比べのように折れません。もしその時、その子のそういう症状に対して自分も周りももっとちゃんとした理解があれば、その子はもしかしたら学校でも話せるようになったのかもしれません。

基本的に子どもたちは、きちんとした説明を受ければちゃんとした判断ができると思います。

外見の違いも、障がいのことも、病気のことも、もっと周りの大人たちの認識が変われば、子どもたちももっと生きやすくなるのでは、と思います。

何事も、まずは自分から。そう念頭において、これからも暮らしてゆきたいです。

ドナーって特別な人？

ドナーになった理由、ドナーが増えた理由

広がるドナーの輪

2009年。ジャーダックが活動を始めた頃は、日本ではヘアドネーションという言葉すらほとんど知られていませんでした。寄付される髪の毛も1か月に1件か2件程度。
それが現在は1日に250 ~ 300件近く、年間10万件以上、全国47の都道府県にとどまらず、海外からも髪の毛が届いています。

Q. ヘアドネーションをやったことがありますか？／やってみたいですか？

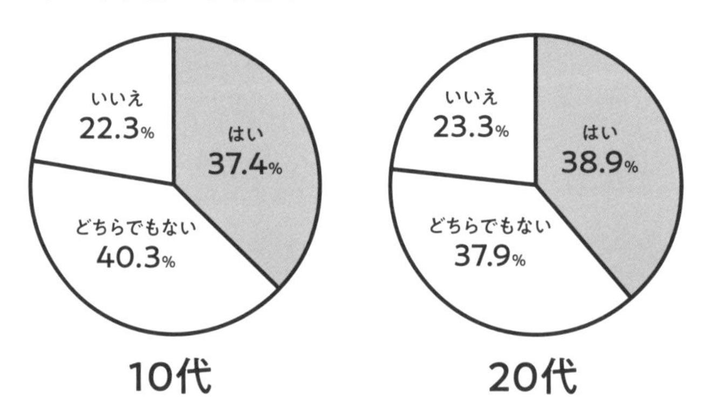

ある調査によると、現在では日本人の女性の4人に3人、男性でも半分近くの方が「ヘアドネーション」を知っているそうです。特に若い世代ほど関心が高く、10代と20代では4割弱がヘアドネーションをやったことがある、やってみたいと回答しています※1。

実際、ジャーダックのヘアドネーションに参加している方は、多くは女性ですが、男性も、全年代でみると1%、10代では約3%が参加しています。
また、夏休みなど学校が休みの時期になると10代からのヘアドネーションが増えて、この時期の寄付全体の50%近くを占めます※2。

2019年度 ドナーからの内訳

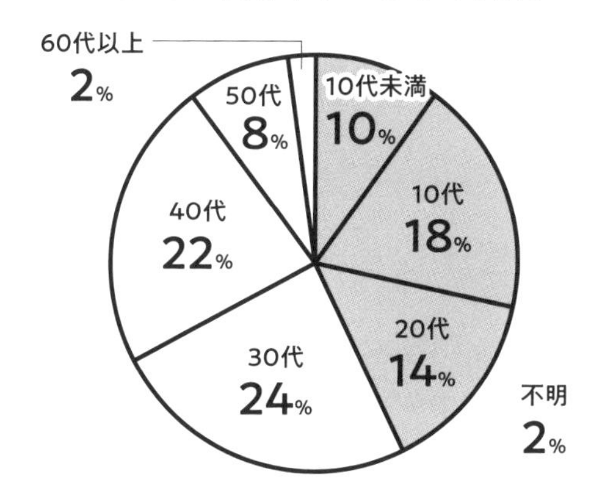

ドナーの中には、過去にレシピエントと同じ症状だった方や、車いすで生活している方など、自分自身も何らかの病気を抱えている方もいます。また、最近は海外からのヘアドネーションも増えてきており、30もの国と地域から髪の毛が送られてきています。
日本にお世話になったので役に立ちたい、自分たちの国にはヘアドネーションの仕組みがないので、せっかくだから役立てて欲しいと寄付される方もいます。
ヘアドネーションには年齢、性別、国籍を問わず、様々な方が参加しています。

ふつうの人が、ドナーになったわけ

ヘアドネーションをした理由、きっかけも、人それぞれです。
従兄が抗がん薬治療をしていたのを見て、同じような病気の子どもたちが喜んでくれたら、と思って始めた幼稚園児。
膵腎同時移植後になかなか髪の毛を切るきっかけがなかったが、ヘアドネーションがそのきっかけになった女性。
病気が治って生えてきた髪の毛を、自分と同じような病気の子どもたちのために寄付したいと思ったという女性。
男がロングヘアから丸刈りになったら面白いと思って、話のネタのひとつになればと思って参加した男性。
他にも、友人や家族、職場の人、芸能人がヘアドネーションをしているのを見て始めた方も多くいます。
想いが強い方も、気軽に始める方も、それぞれの理由で参加できるところがヘアドネーションの良さであり、ハードルの低いボランティアといわれる理由のひとつかもしれません。

また、ジャーダックの活動資金は92%が個人からの寄付によるものです[※3]。
もちろん、個人だけではなく企業からの支援もあります。しかし、企業からの支援のきっかけを最初に作ったのもある高校生のヘアドネーションの取材でした[※4]。

そして何より、ここまで活動が広まった大きな理由には、髪の毛を寄付したドナーの方たち、ひとりひとりの行動があります。
ヘアドネーションという活動に共感し、参加したこと。その体験などをSNSに投稿したり、ヘアドネーションのことを友人や家族に話したり、学校の自由研究でヘアドネーションを取り上げてくれたこと。自主的にヘアドネーションのことを広めた多くの方たち、そのひとりひとりの行動の結果が年間10万人以上という、これほど多くの方々が参加する活動につながりました。

自分ひとりの力なんて大したことない、と思っている人も多いかもしれないけど、でも案外、自分が思っている以上に人ひとりの力って大きいんです (KENSHIN)

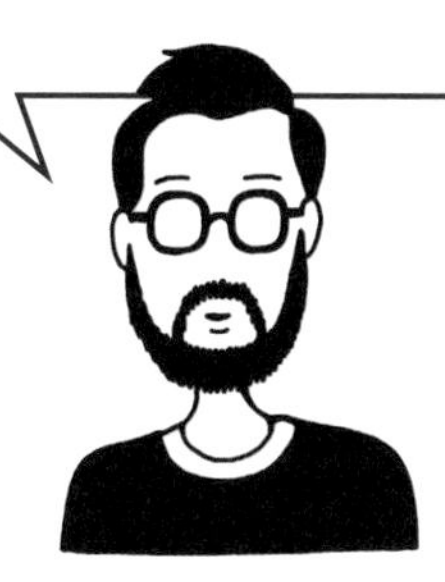

※1　「ヘアドネーションに関する意識調査」2019年株式会社アデランス調べ。全国10～50代以上の男女1030名（有効回答数）。
※2　2019年度ジャーダック実績より。
※3　ジャーダック2019年度活動報告より。2020年7月より「JHD&Cチャリティファンディング」を開設。
※4　2014年、北海道帯広三条高等学校の放送局のメンバーによるヘアドネーションの取材がきっかけで、株式会社アデランスがジャーダックの活動を知ることとなり、その後の支援につながりました。

●パートナー企業（2020年12月時点）

株式会社アデランス:全国160店舗を超えるレディスアデランスサロンを、メジャーメント会場として開放（リモートメジャーメントへの移行により現在は行っておりません）。JIS規格取得済「メディカル・ウィッグ」製作補助、他。
株式会社トライン:ジャーダックのウェブサイト構築・運営サポート、他。
コカ・コーラ ボトラーズジャパン株式会社:支援型自動販売機の設置。
ツバメタオル株式会社:寄付金付きヘアドネーションタオルの製造、他。
株式会社デリシアスエーシー:寄付金付きヘアドネーションシャンプー、コンディショナーの製造、他。

●研究開発提携企業

花王株式会社研究開発部門:ウィッグに使用できない31cm未満の髪の毛を研究用評価毛として購入。

RECIPIENT

INTERVIEW

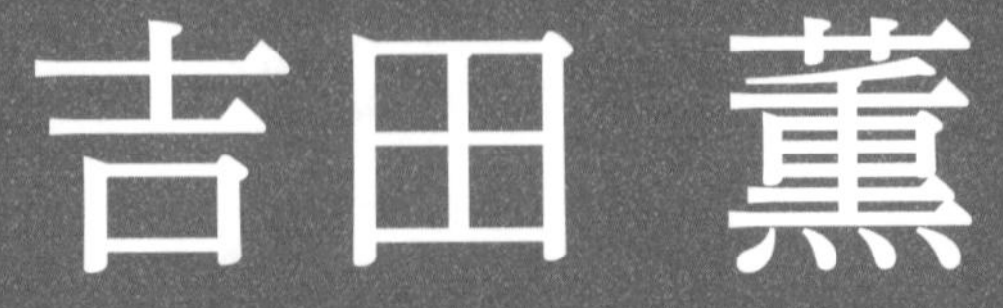

Kaoru Yoshida

ジャーダック・ウィッグアドバイザー。
小学2年生の時に脱毛症を発症。
現在、ジャーダックのイベントや活動を通じて、
脱毛症当事者の生の声を子どもたちに直接伝えている。
フラメンコダンサーとしての活動を経て、
スキンヘッドに合わせたアクセサリーを製作。
スキンヘッドも、自分らしさを表現するひとつの選択肢として、
自然に社会的に認知されることを目指し活動している
（活動名：headway Spirit）。

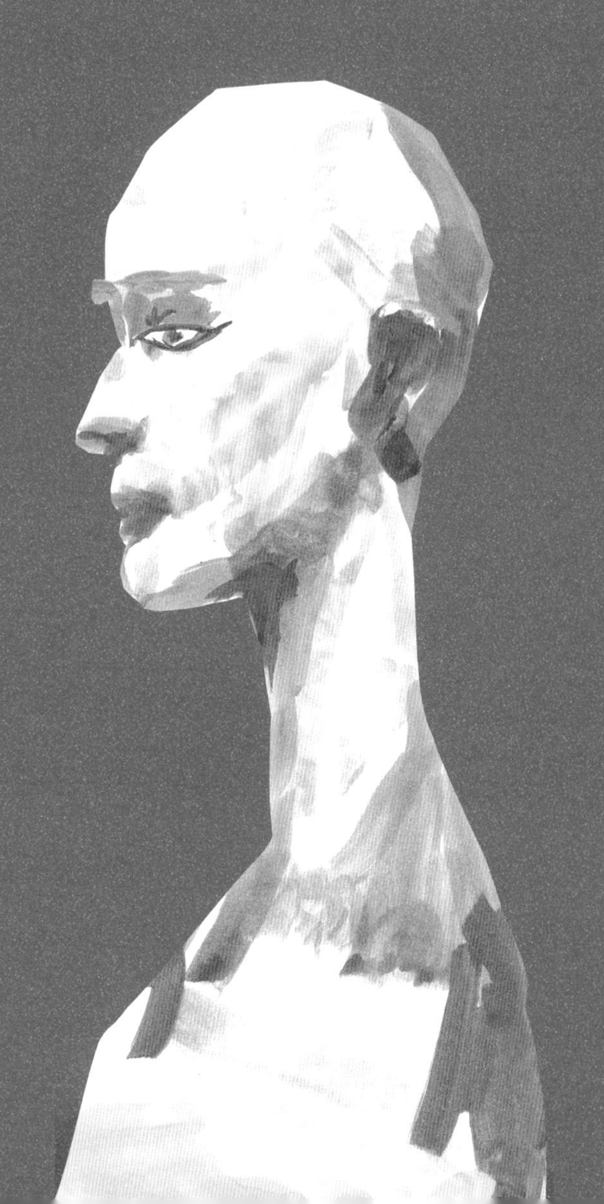

「こんな風にしてしまってごめんね」

小学2年生の時に脱毛症を発症しました。小・中学校ではヘアバンドやバンダナで隠し、高校からウィッグをつけて過ごしました。その間、髪の毛は抜けては生え、生えては抜けの繰り返しで、大学時代は生えていましたが、社会人になって再び抜けだしました。私のように長年にわたり繰り返し発症していると、治りにくくなり、使う薬もだんだん強くなり、治療方法も厳しいものになっていきます。中学・高校の時の抜け始めは、毎朝起きると枕に毛がたくさん落ちていたり、髪の毛を梳くたびにごそっと抜けたりして悲しい思いもしました。

中学時代から、母に連れられて様々な治療を始めました。紫外線療法、局所免疫療法（わざとかぶれを起こす物質を頭皮に塗る治療法）、高校の時にはステロイドを服用しました。でも、ステロイドの副作用ですごく太ってしまい、ニキビもたくさんできてしまいました。脱毛症だけでも人目が気になったのに、太ってニキビも加わり、とてもつらかったです。

社会人になってからは、職場や社会のＴＰＯに合わせるため、それに彼氏に嫌われるのが怖くて、どうしても髪が抜けて欲しくありませんでした。だからステロイドを頭皮に直接注射で打つという治療も行いました。ステロイドを注射したり塗ったりしたところは、皮膚のターンオーバーがうまくいかなくなり、今も色素沈着が残っています。

私が行ってきた脱毛症の治療は対処療法に過ぎず、治療をやめると、また髪の毛が抜けてきました。でも母は、治療をしている時は一旦髪の毛が生えてくるので、それがイコール「治った状態」だと信じていました。

私の場合、なぜ抜けたのか直接的な原因はわかりません。痛くも痒くもないけど、髪の毛は抜ける。治療はつらい。でも治療をやめたらまた抜ける。自分は何も悪くないのに、隠さないといけない。治療をやめることはダメなことみたいに言われる。

もし、「それでいいやん」って言われたら、何もマイナスじゃないと思うのです。

でも私は小さい頃から「それでいいやん」という家庭環境ではありませんでした。母は「こんな風にしてしまってごめんね」って私によく謝っていましたし、不意に誰かが家に来た時には、ピシャリとふすまを閉めて見られないように私を隠しました。

今思うと、それはきっと母の私に対する配慮であり、また母自身の劣等感でもあったと思いますが、そうした母の行動を、私はありがとうとは思えなかったし、むしろ「私は人に見せられないような姿をしているんや」と感じていました。社会の固定観念というか、当たり前に「ある」と思われているものが「ない」だけで「違う」と思われる。そして自分でも「違う＝あかん、ダメ」って思ってしまう。

でも本当は、髪が「ある」「ない」ではなく、自分が、社会が、それをどう捉えるかでしかないと思うのです。

このままじゃあかん、弱い自分じゃあかん

自分がどういう風にフラメンコをやってきたのか振り返ると、みんなと同じ世界に同じでいられるようにと、与えられたことを一生懸命がむしゃらにやっていました。自分（＝髪のない＝自信のない）ではない自分になるためにやっていたと思います。だから「自由にやってみて」と言われると全くできないのです。「こうやってください」って言われたことは、くそ真面目にやるから、踊り手としてある程度のレベルまではいけましたが、本当は自分のことを恥じていたから、自分がどうしたいかなんて表現することができていなかったのです。

怖いから色々なことを同時にやるけど、自分のことを信じられず、ひとつ決めたことも信じることができない。色々な経験は積んでも結局全部中途半端な感じがして、いつも焦っていました。

フラメンコだけでやっていける自信がないから仕事もして、ひどい時は9〜18時まで普通に働いて、19〜22時までフラメンコをやって、23〜5時まで夜勤に行って、2〜3時間だけ寝て、それからまた9時からの仕事に行くってこともありました。しんどいと思っていたけど、しんどいなんて思ったらあかん、やらなあかん、やらなあかんって思っていたのです。そうまでしないと自分には生きる価値がないという、悪

い意味ですさまじい原動力がありました。

2020年1月のライブで、はじめてウィッグをつけずにお客様の前で踊りました。これからはスキンヘッドで踊るぞって決めたんです。何せ私は脱毛症の経験を通し強烈な劣等感があったので、自分には価値がないから、付加価値をつけないとあかんって、すごく思っていたのです。

自分のフラメンコにも当然自信がありませんでした。だからスキンヘッドで踊るって決めた時、「スキンヘッドで踊る人」っていう付加価値をつけられるんじゃないかと思ったんです。変な話、それを逆手にとったら道があるんじゃないか、そうすれば生きる意味が出るのではないかって思ったんです。

3月には東京でのライブに出る予定でした。

フラメンコには一定のリズムや法則があるので、事前に作りこまなくてもできるのです。だからライブは、当日ほぼ初対面の人たちとやることも少なくありません。でもスペイン人のギタリストに、スペイン語も喋れないのに髪の毛がないことをどうやって説明しようとか、共演者の方たちにウィッグなしで挨拶して「えっ」て思われたらどうしようとか、悪目立ちしたらどうしようとか、冷たい目で見られたくないとか、考えだしたらめちゃくちゃライブに出るのが怖くなってきたんです。

結局ライブは新型コロナウイルスの影響で中止になったのですが、このことがきっかけで「あぁ、私はまだ、やっぱり怖いとか恥ずかしいとかいう気持ちがすごいあるんやなぁ」って気づかされたんです。

私にとってフラメンコは、劣等感とか自信のなさとか、そういうモノを隠すための鎧みたいなものだったのです。でも、いくら鎧に身を固めても、自分の奥底にある劣等感はずっと消えずにあったんです。

「このままじゃあかん、弱い自分じゃあかん」

そう思って、親友に「神様の前でウィッグを取ってお参りするから付いてきて欲しい」って頼んで、2人で伊勢神宮に行きました。

私はこれまでもウィッグなしの姿で新聞の記事に出たり、ジャーダックのイベントでも皆さんの前でポジティブに話をしたりしてきました。でもいざ伊勢神宮についたら、人がいっぱいいて、怖くなって、他の参拝者の前で帽子を外してお参りすることができなかったんです。ぱっと帽子を取ってお参りするだけのことなのに。

そこでようやく、「そうか。フラメンコダンサーの吉田薫、ジャーダックで話す吉田薫だからできるのであって、普段の、ありのままの吉田薫は、人前で帽子も取れない吉田薫だったんだ」ということに気づいたのです。

実は1年ぐらい前までは、自分が家で洗濯物を干しにベランダに出る時とか、宅配の人が来て玄関に出ていく時とか、すかさず帽子を被っていたんです。そんな自分を見ないふりして「前向きにやってまーす」って言ってきました。人前にも出て、ポジティブにやっていこうとしてきました。でも、ぬぐい切れないダークなものが心の奥底にずっとあって、本当はまだまだなんだ、本当は無理をしていたんだ、そしてそれをちゃんと自分で認めてあげるということがすごく大事なんだってやっとわかったのです。

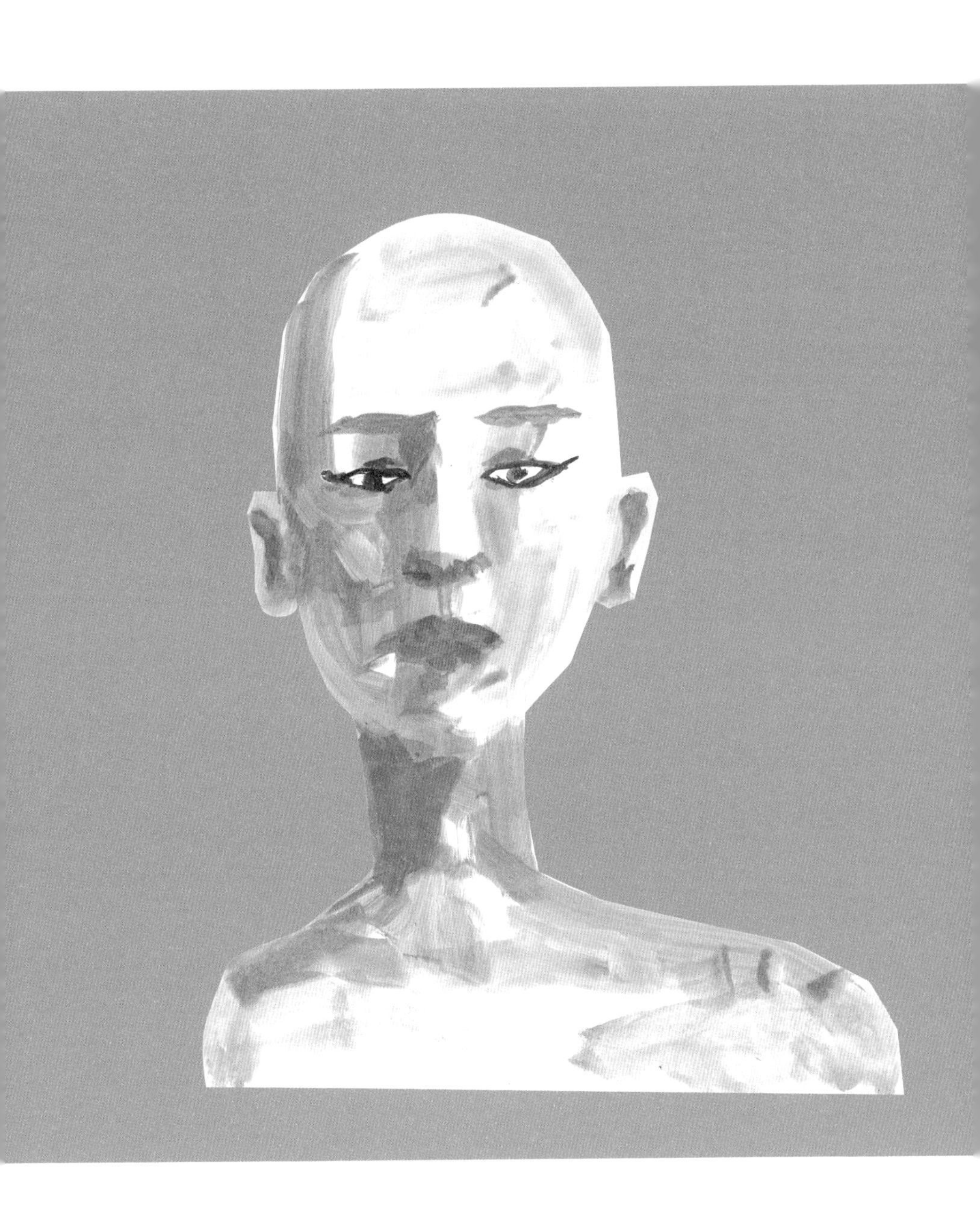

「すごいね」から「わかる」に変わる

ウィッグを使っていることを公表したのは5年前です。フラメンコのコンクール用の舞台メイクを家で練習していた時、鏡に映ったウィッグなしの自分の姿を見て、ふと、「別にこれも結構いいと思うねんけどなぁ」って思ったんです。そこでぱっと写真に撮って「これでもいいと思いました」って Facebook に写真をアップしたら、バーッとみんなから反応があって。

それまでも、ウィッグをつけた状態で、「実際は髪の毛がなくて、これはウィッグやねん」と周りに言っていました。

みんなも、ふーんと聞いてくれてはいましたが、でもみんなからしたら髪のない私は想像上のことじゃないですか。どこか隔たりがあるんですよ。でも一緒に泊まりにいって、お風呂上がりとかにリアルな私を見せたら、「そういうことやねんな」と現実感をもって理解してくれるんです。だから、やっぱり実際に見ないとわからないんだろうなと思っていたんです。

なので、Facebookに「本当の私はこんな感じです」ってアップしたら、もうこれでいちいち説明しなくていいし、もっと自分は楽になるんじゃないかと思いました。みんなの反応は「すごいね」「かっこいいね」って感じでした。

最近、トラウマに対してとか、学生時代にこういうことがあったとか、母親に対する感情とか、まだ自分が前向きになれていないこととか、マイナスな部分とか、良いも悪いも含めて、内面の自分とどのように向き合い葛藤しているかなどを、言葉にし、文章にしています。

その一部をFacebookやInstagramに投稿し始めたのですが、そうしたら私の投稿に対するみんなのコメントが、今までの「すごいね」「かっこいいね」から、「わかる」「一緒」って共感に変わってきたんです。「私もそうや」とか「私もこういうことがあって、なんか一緒やなって思う」とかに変わってきて、「わかる」って言われるようになってきたんです。

そう言えば、私は今まで「すごいね」「かっこいいね」と言われたことはあるけど、「わかる」って言われたことはなかったなって。共感してもらえるってとても大切やなって思いました。みんなと起こっている出来事や事象は違っても、悩んでいる根源は一緒なんやなって感じたのです。

そうしたら、発信したいことや、やっていきたいことの内容も変わってきて、「自分はウィッグだけど、髪がないけど、頑張る、頑張ってる、私は違う」というような特別感や付加価値を主張したいとは思わなくなりました。

髪の毛がないってことにフォーカスするだけじゃなくて、何よりも大事なのはそれをどう捉えるかってことだなって、本当に自分のことを大事にする、リスペクトする、愛するという気持ちが大事だなって気づいたのです。「ありのままでいる」ってことは、ただ単にスキンヘッドで人前に出ることではなくて、自分の内面にきちんと向き合うことなんだなって考えるようになったのです。

本当の自分への恐れを隠して踊ったり、何かしたりすることもできるけど、これからは自分に嘘をつくのをやめようって決めました。だから、これからは自分が本当に好きって思えることを、ワクワクすることを、いろいろな方法で発信していきます。

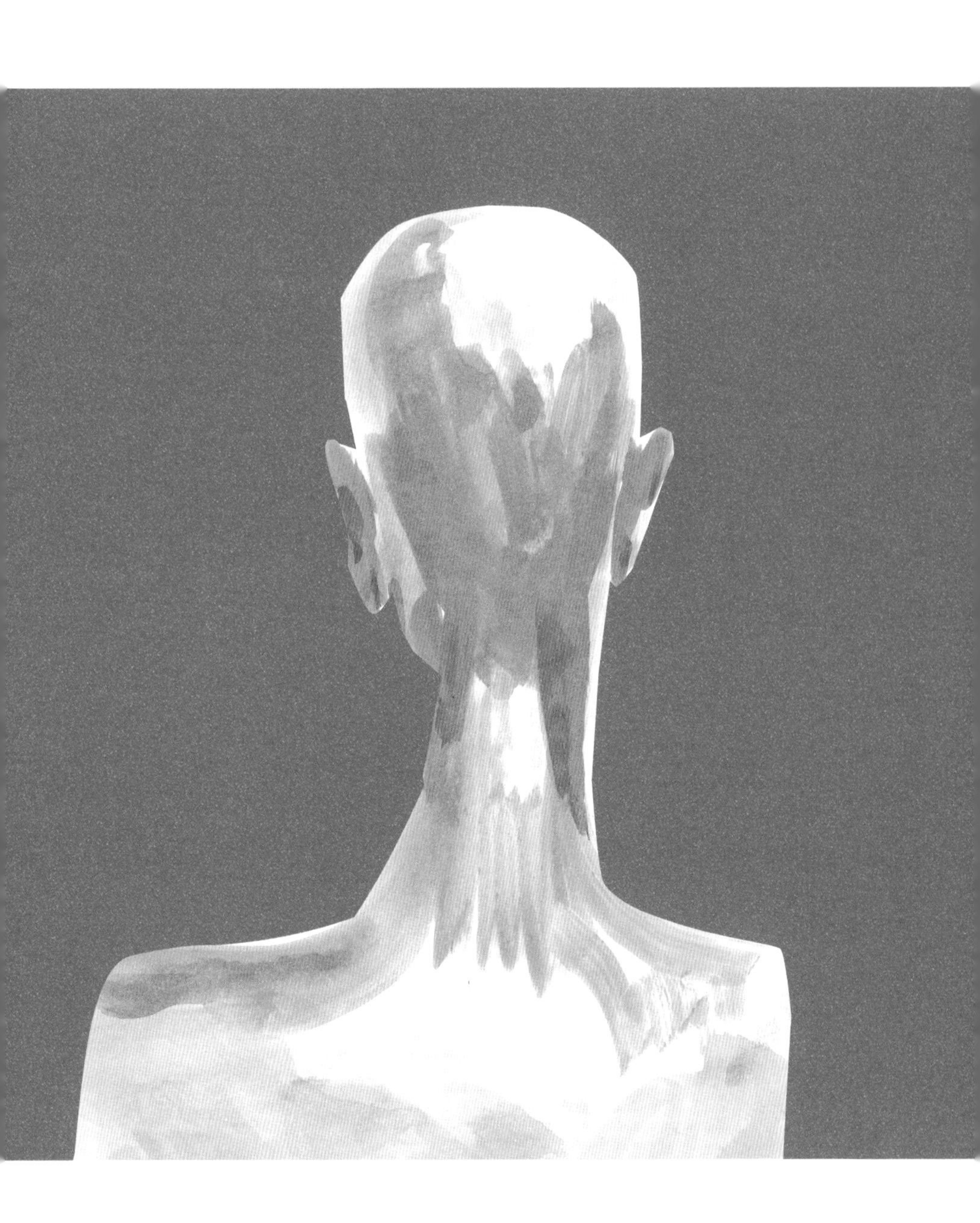

「今日はつけなくていいや」と思えた

脱毛症も、捉え方ひとつで些細なことになるって、私は最近やっと思えるようになりました。

私自身、そう思えるまでに30年ほどかかっているのですが、今はＳＮＳなどを活用してポジティブな発信をしている人もすぐに見つけられると思います。だから、かつての私みたいにひとりで悩む子はもしかしたら少ないのかもしれないけど、前の私のように、闇みたいな所で鎧を着て必死に頑張っている子がいたら、直接話せるきっかけになったらいいなって思って、ジャーダックの活動に当事者として参加しています。

今までは、ウィッグをつける時はいつも「解放された」「みんなと同じになれた」って思っていました。そして、たとえば会社に行く時など、自分ではなくて社会に合わせるためにウィッグをつけていました。

でも、今は自分がつけたいかどうかで決めています。自然に、ちょっと今は暑いし、もういいかって、ウィッグをつけずにさーっと外に出かけることもあります。最近はほとんどウィッグを使っていません。
もちろん100％何も感じていないわけではないし、自分はまだまだグレーで、揺れていて、ちょっと頑張らないといけない所もあるけれども、それでも、そのままで外に出たいという気持ちが強いからそうしています。やっぱり楽なので。
行く先々で周りのチラチラとした視線は感じるので、気になるといえば気になるけど、それもこれも慣れの問題だろうなって思っています。

先日、初めてウィッグをつけず帽子も被らずに新幹線に乗ったのですが、楽でした。
今まではウィッグがズレないかどうか心配で、頭を席にもたせかけたりできなかったのですが、ウトウトできたんです。そうは言っても、私が車両に入っていったら、みんなの視線が一斉にパッとこちらに向けられました。でも相手からしたら、多少違うから反射的に目がいっただけのことかもしれません。自分に置き換えてみても、車いすの方とか、傷がある方とかに対して、パッと目がいっても、でもそれだけのことじゃないですか。私もそういう方たちに対して、うわぁっとかそういうものはありません。きっと新幹線で私を見た方たちも同じだと思うんです。だからそこは、相手の心情を想像するのではなくて、自分を信じていくことが大事なのではないかなって思います。

今、ようやく自分なりの答えに辿り着きつつある気がします。
何十年も悩んできたのに、解答が出る時はそのスピードがあまりにも速くて。でもこのままこの波に乗ってもいいのかなって思っています。

「私は大丈夫」と言ってくれた

ジャーダックのイベントなどで必ず聞かれるのが、「もし吉田さんみたいな人が友だちにいたら、どうしてあげたらいいですか？」という質問です。

その時、私はいつも2人の友だちの話をしています。

1人は前の職場の先輩です。

私がまだすごく弱くて、人の家に泊まりに行くのも超絶一大イベントだった頃、先輩の家に泊まりに行きました。この人の前でだったら帽子を取れるかもしれないと思って、お風呂からあがってゆっくりしている時に、実はこうなんですって帽子を取りました。

その時先輩は私に対して「大丈夫？」って言うのではなくて、「初めて見たから、びっくりはするけど、私は大丈夫」って言ってくれたのです。その一言がすごく嬉しかったのです。

「あなたの姿はどうであっても、あなたがどう変わろうとも、私は変わらないから大丈夫」って言ってくれた。私がどういう姿になっても、この人は変わらないんだなって。その言葉に助けられました。

もう1人は高校の同級生です。

高校の時、髪の毛が抜けすぎてプールに入れなかったのです。髪が濡れたら、そのあとウィッグをつけ直したりするのに時間がかかり、次の授業までの短い休み時間では間に合いません。周りはみんな、そんな私を病気だと思っているけど、体育の授業では、脱毛症は休まなければならない病気とは扱われませんでした。このままだと体育の単位を落として留年してしまうため、夏休みに補講を受けることになりました。でも体育の先生が男性だったので、男の先生と2人きりでプールの補講もなぁと思っていたのです。

そうしたら、友だちが「私も一緒にやってあげる」みたいなことは一言も言わずに「時間あるから私も行くわ」って、夏休みの補講の間ずっと一緒にプールに入ってくれたのです。しかも普通に「単に時間が空いているから来てます」みたいな接し方だったのです。それがどれほどの救いであり、励ましであり、ありがたいことだったか……。

この話をする度に、2人は「感謝されることはしていない」と言うのですが、私は今でもとても感謝しています。

だから「こうしてあげたらいい」ということではなくて、大したことではなくても、たとえば、プールの時、私みたいな子が一生懸命ウィッグをつけようとしていたら、バスタオルで何気なくパッと壁をつくってくれるだけでもすごく助かるし、また髪の毛を一生懸命隠しているけど、後ろの脱毛部分が見えてしまっていた時に、何も言わずピッピッと直してあげるとか、単純に思ったことをやってくれたら助かると思うのです。本人は気にするかなぁとか思うかもしれないけれど、ぱっと自然にやってくれた方が嬉しいと思うのです。

私も助けることを恐れないというか、何かこの人困っているなと思ったら、間髪をいれず行こうと思っています。

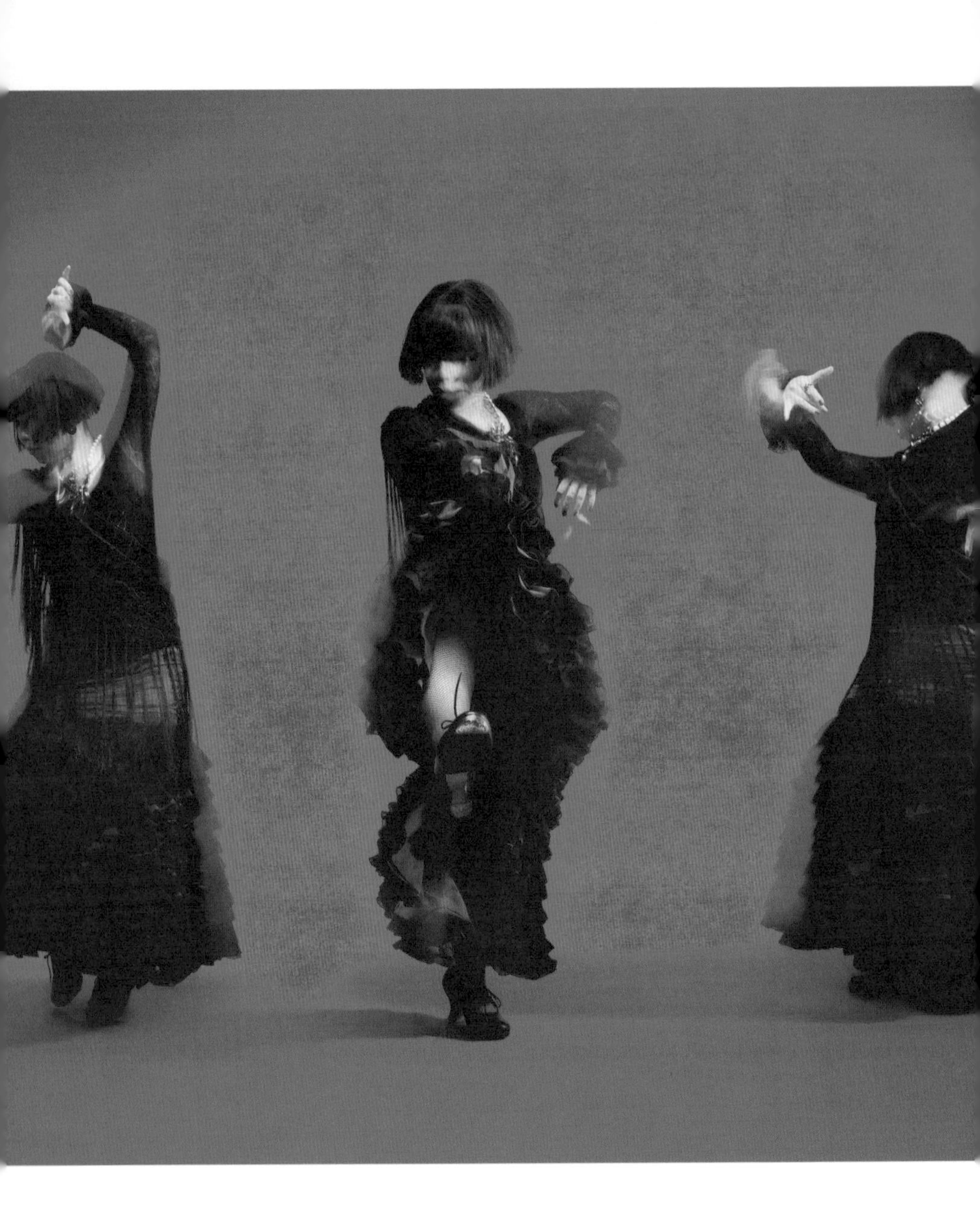

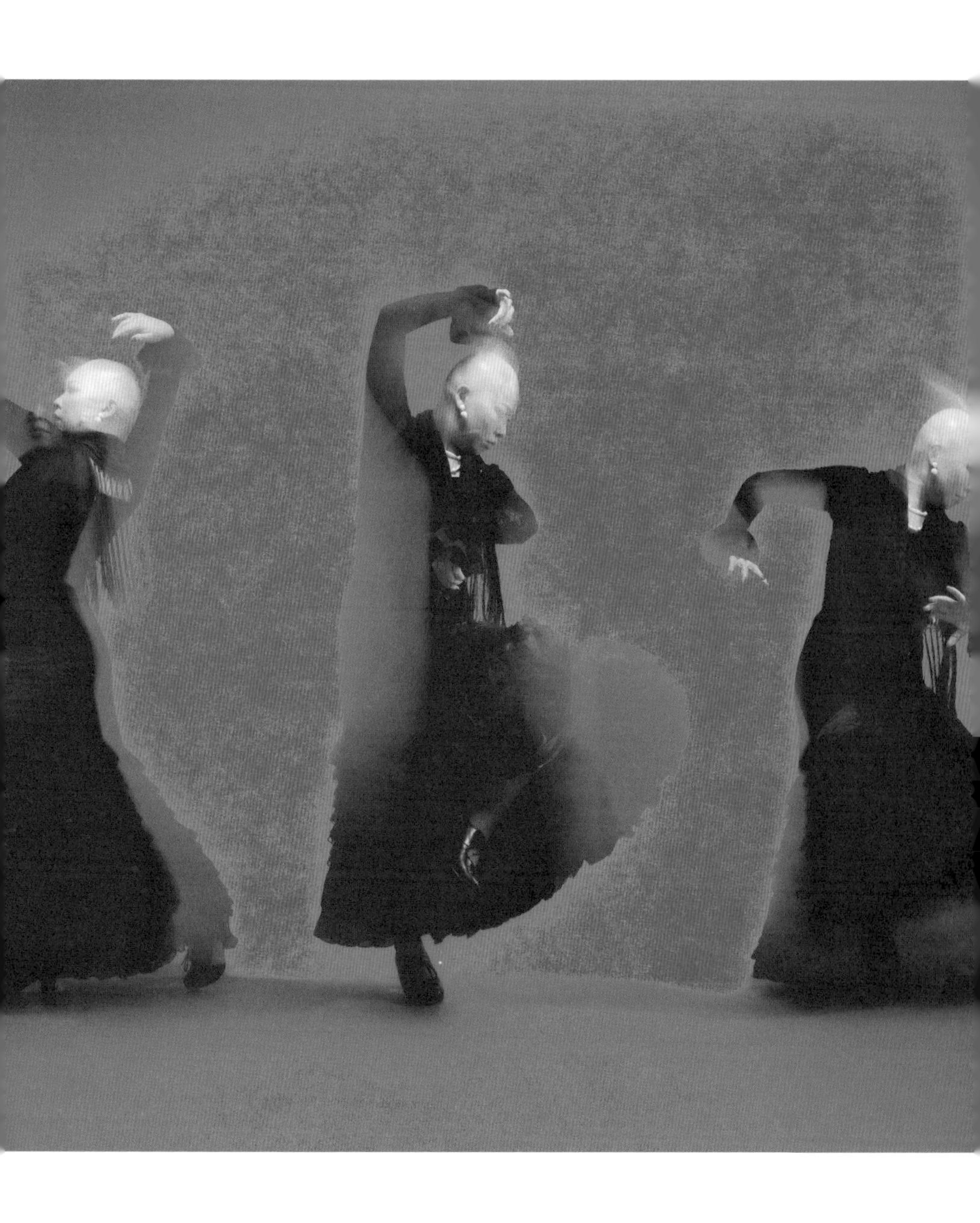

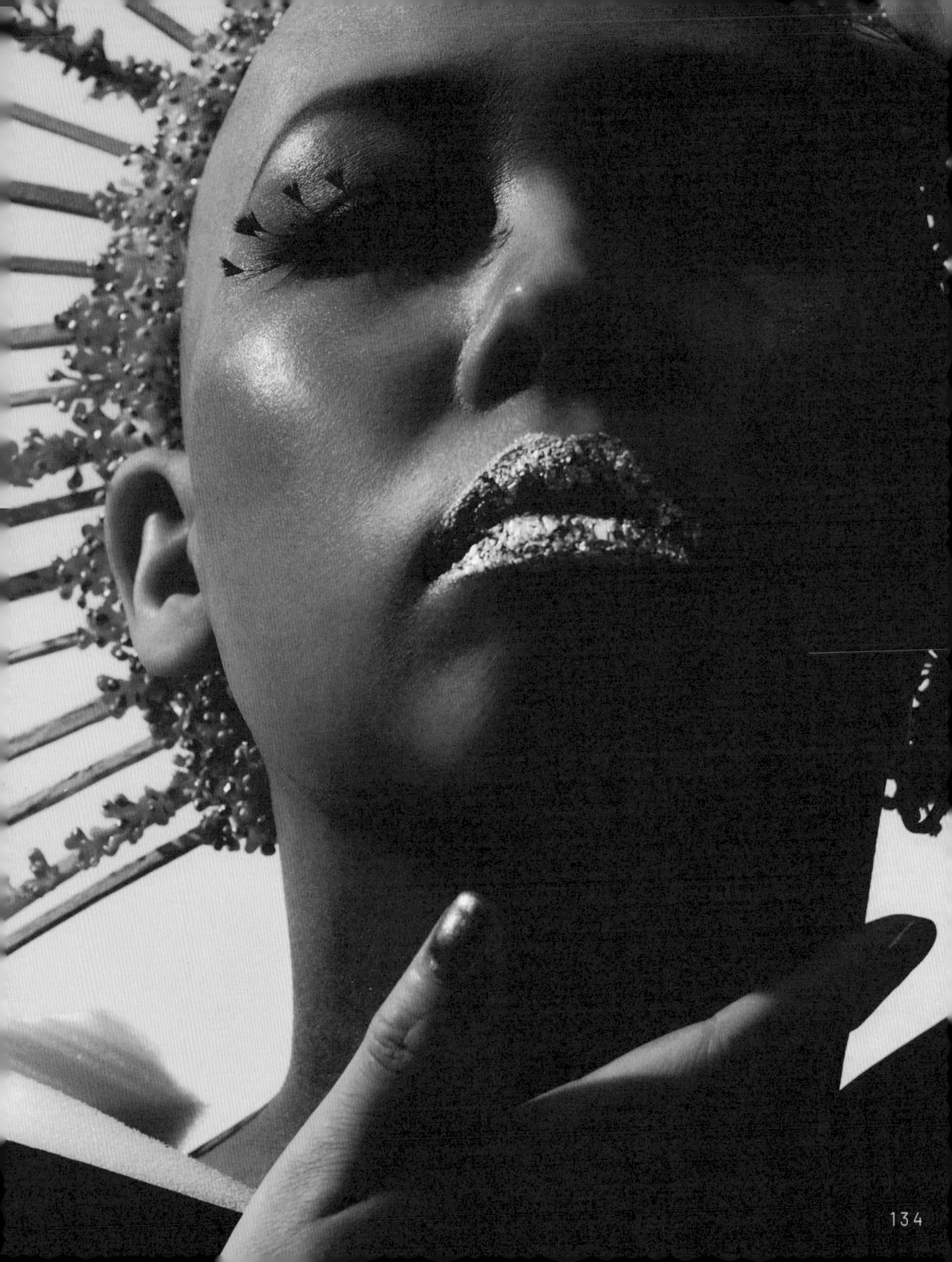

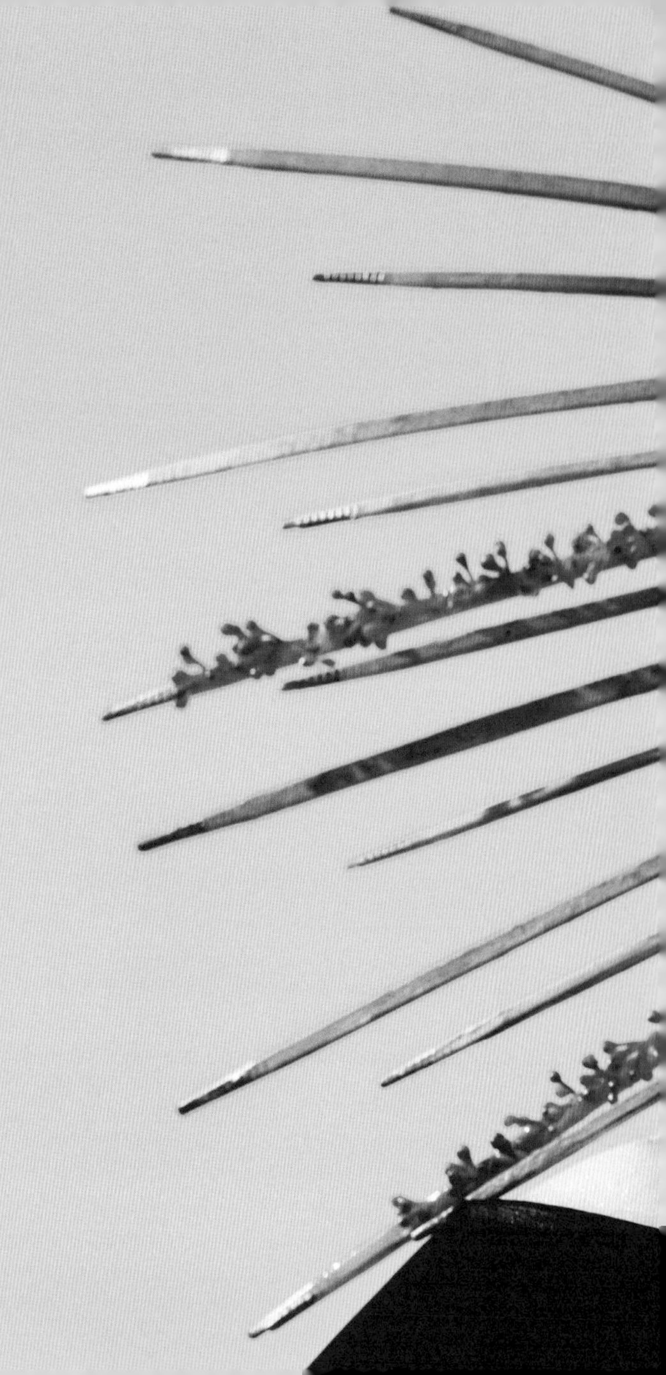

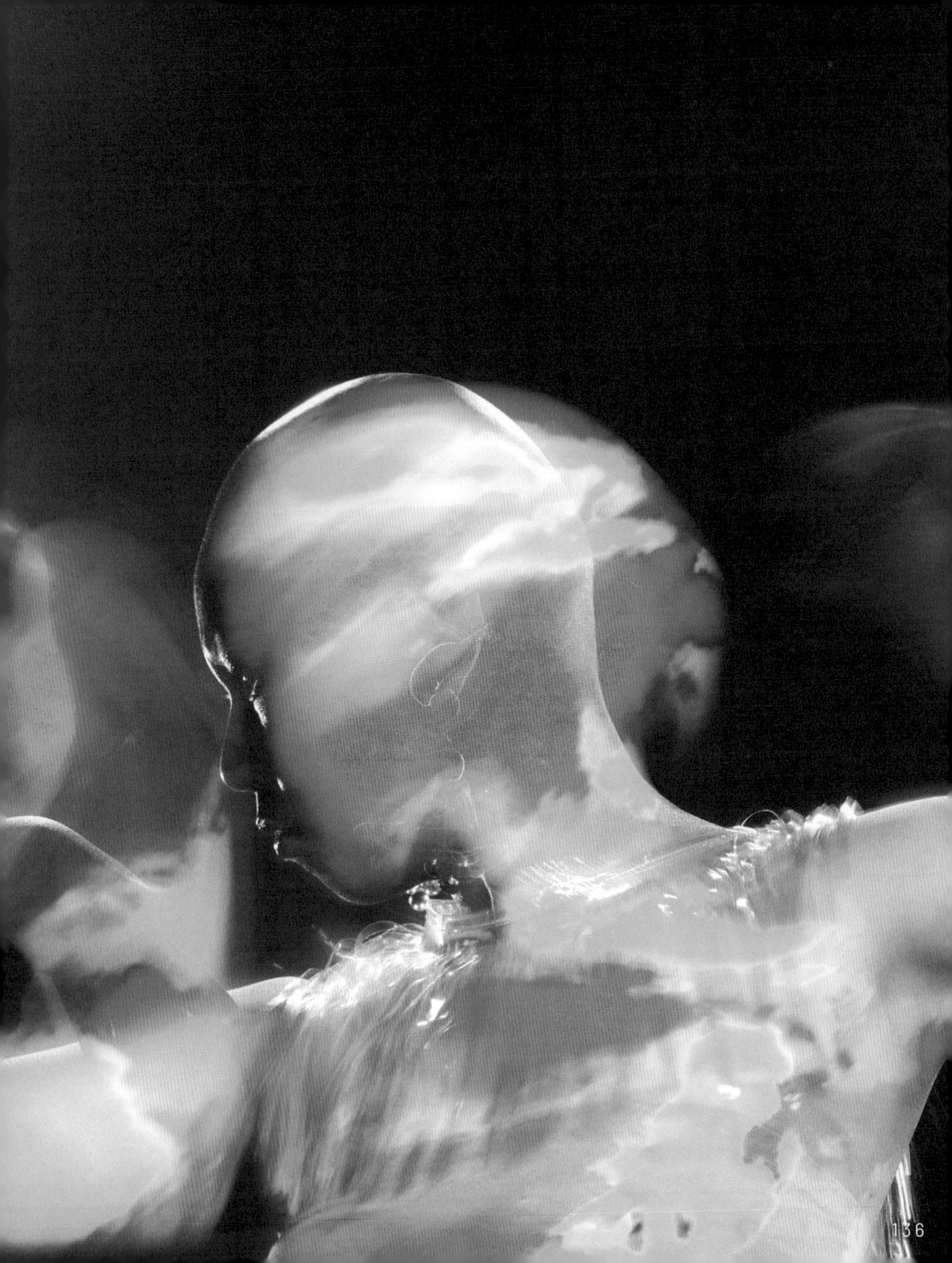

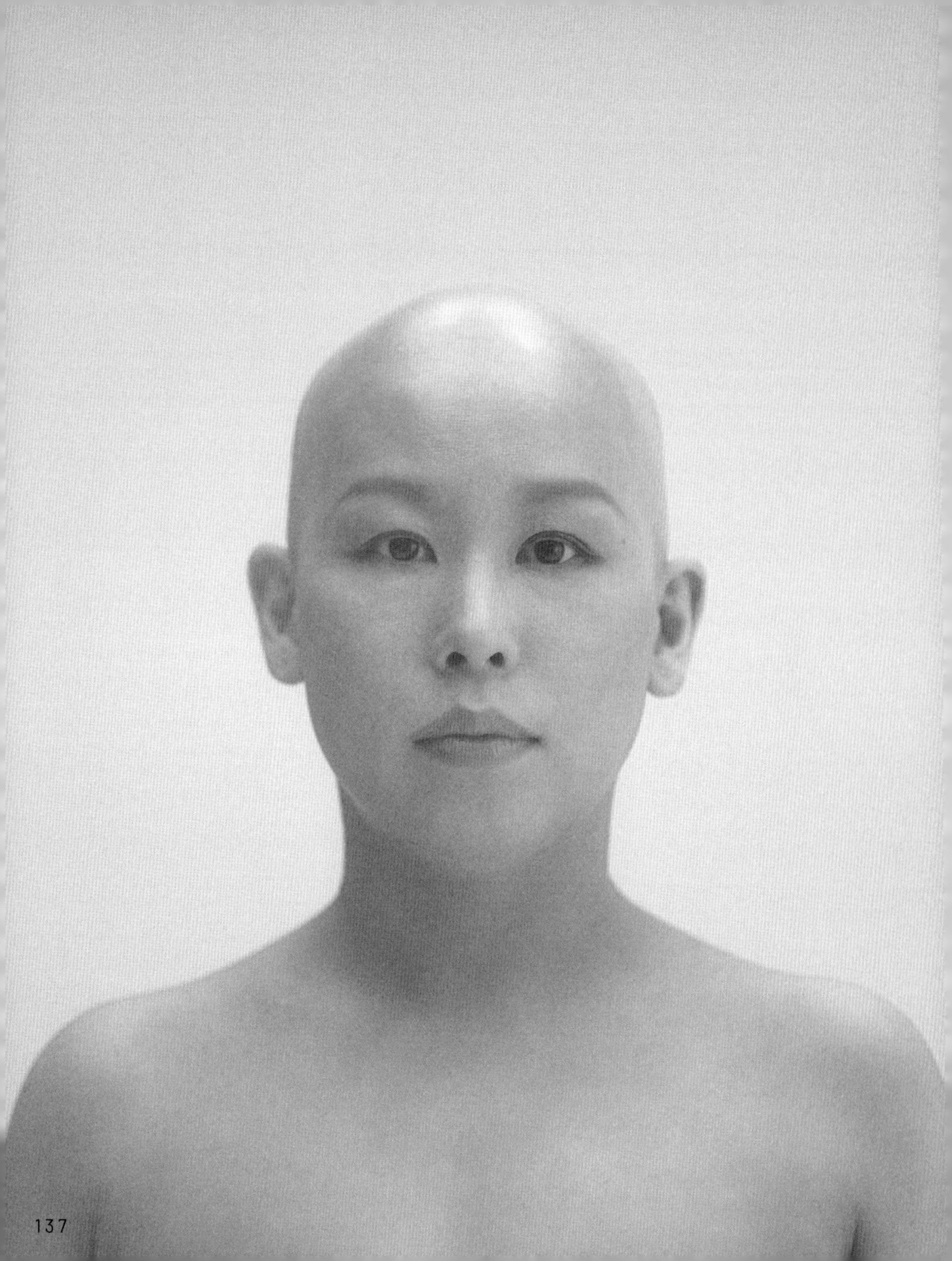

HAIRSTYLIST

INTERVIEW

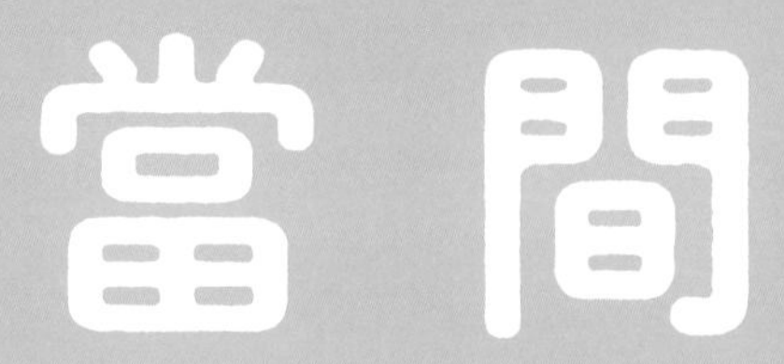

Noriyuki Toma

紀之

ジャーダック認定講師。
55JET ai HAPPY HAIR MAKE代表。
ヘアドネーションカットはもちろんのこと、
無償提供されたレシピエントの子どもたちのウィッグカット、
親子イベントでのデモンストレーションカットや
美容専門学校での講演など、
ヘアドネーションの周知活動にも力を注いでいる。

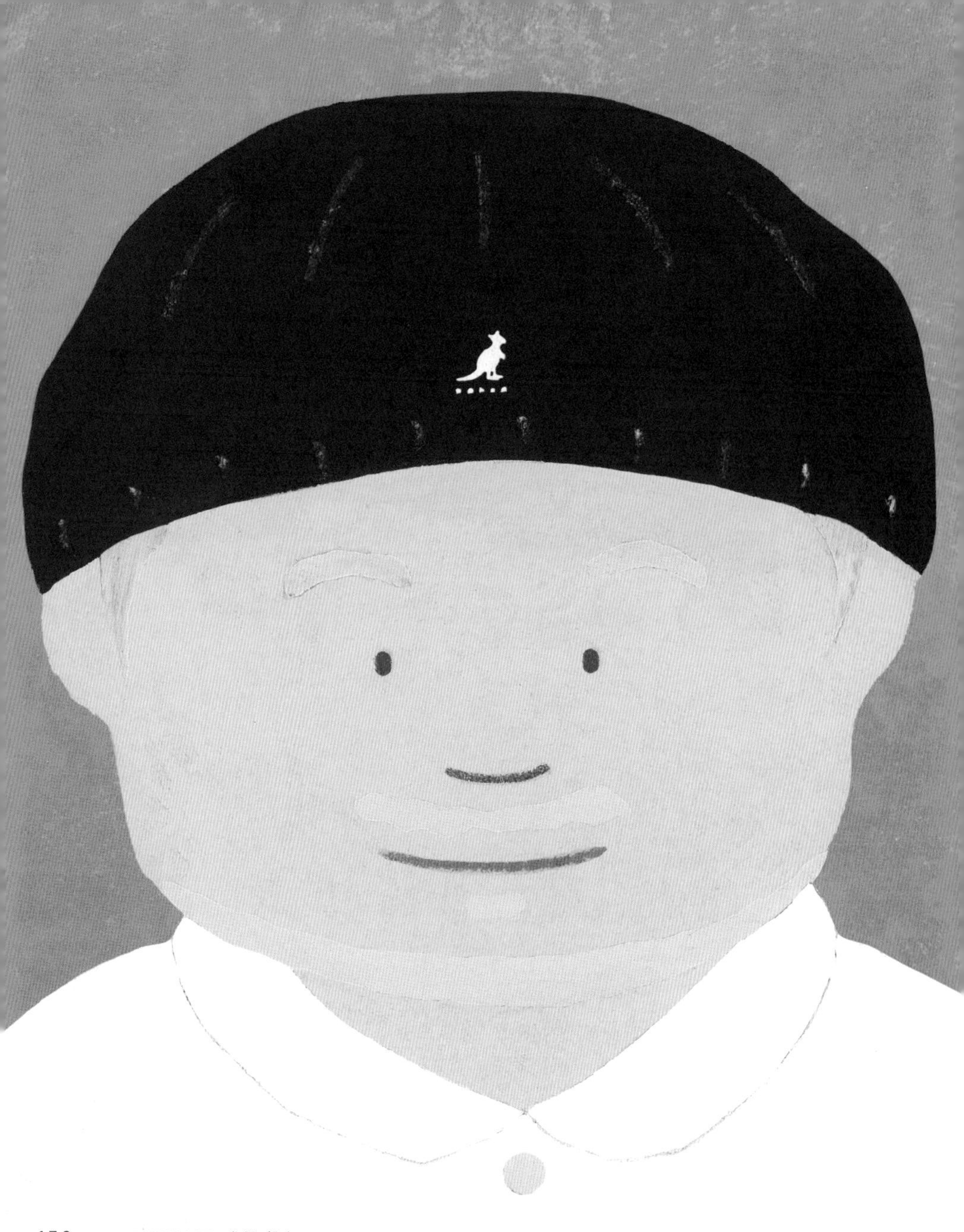

「HAIR」の力を信じている

ヘアドネーションは「DONATION（寄付）」に注目が集まりがちですが、美容師らしく「HAIR（髪）」について考えてみたのです。するとと「HAIR（髪）」の、HとRの間に「AI（愛）」があるなって気づいたのです。

ではHとRは何なのだろう。

Hは「Human（ヒューマン）」。人間らしさ、内面に持っている誰かの役に立ちたいっていう気持ち。ドナーの方々。

Rは「Recipient（レシピエント）」。ウィッグを必要としている子どもたち。

ドナーの方々の想いが、愛でもってレシピエントの方々の笑顔に生まれ変わる。僕たち美容師は、「LOVE and SMILE（愛と笑顔）」の橋渡しです（笑）。

最初の頃と比べると、子どもからのドネーションが増えてきているような気がします。最近では男の子のドネーションも多くなっているように感じます。

以前は髪を伸ばすことによって奇異な目で見られたり、からかわれたりしたことがあったようですが、僕が担当した男の子は校内を歩いていると、「もしかしてヘアドネーションをするのに髪を伸ばしているの？　頑張ってね！」と、声をかけられたそうです。本人もそんなに気負わず髪を伸ばすことができたのは、周りの理解と応援があったからかもしれません。

嬉しいですね！

僕たち美容師は、ドナーの想いをレシピエントにつなぐ橋渡し役だと思っています。そしてドナーの方から髪の毛をいただくお返しとして、最高の技術で綺麗になってもらうこと。それが僕たち美容師の感謝なのです。

よくドナーの方から、「できるだけ長い髪を寄付したい」という優しいお言葉をいただきます。でも、その方に襟足の立ち上がりや癖などがある場合は、1～2㎝長めに残させていただくなど、その方にとって最適な長さで、最も素敵になるヘアスタイルを提案することにしています。

僕たち美容師は、いくらヘアドネーションで長い髪の毛が必要だからといっても、普段の手入れが難しくなってしまう長さや似合わない長さにカットするようなことはありません。その代わり1㎝でも長く寄付できるように、ロスのないドネーションカット技術を磨いていくことが大切だと思っています。

今後もヘアドネーション（髪の寄付）とヘアスタイル（美）との両立に力を注いでいきます。

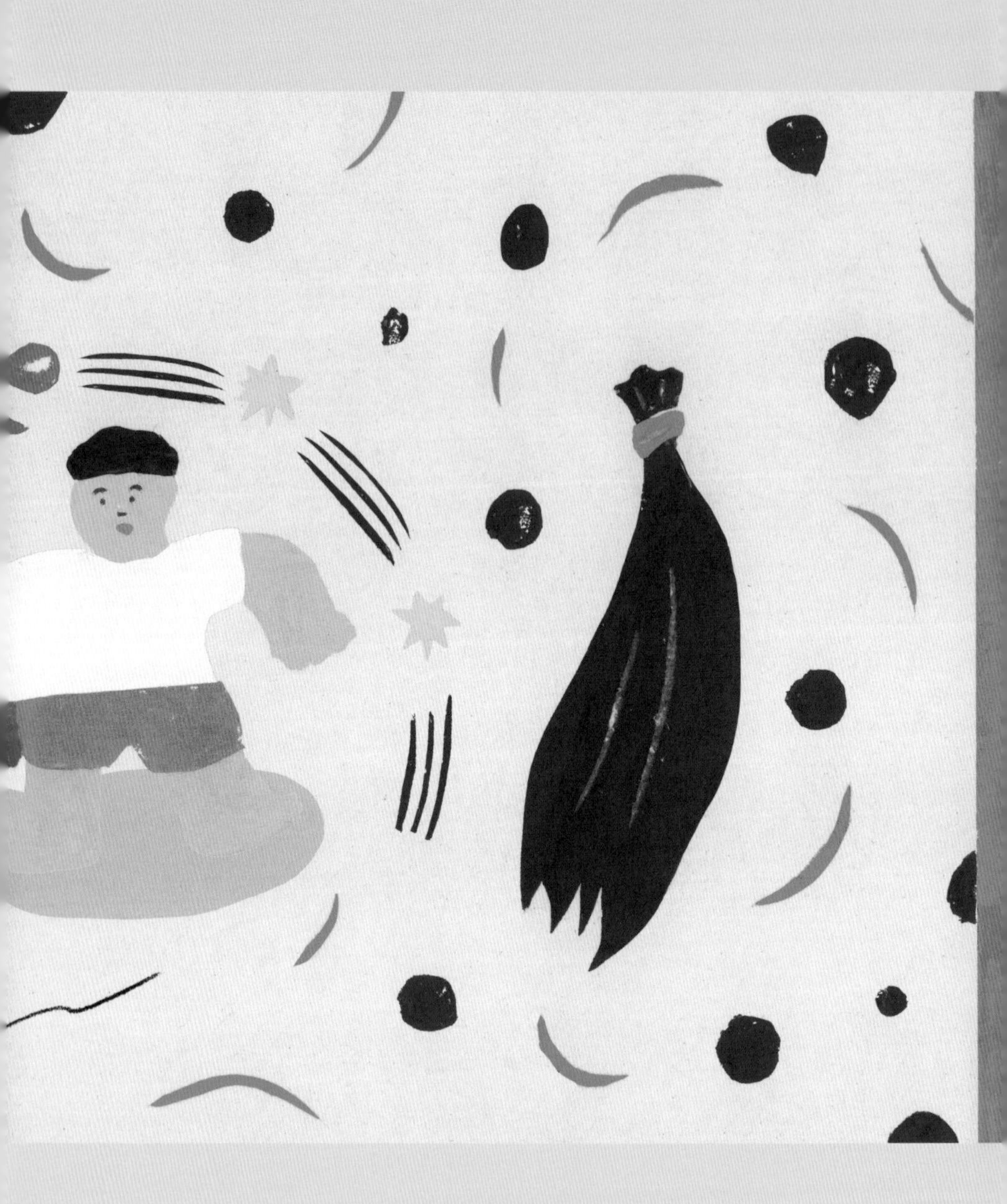

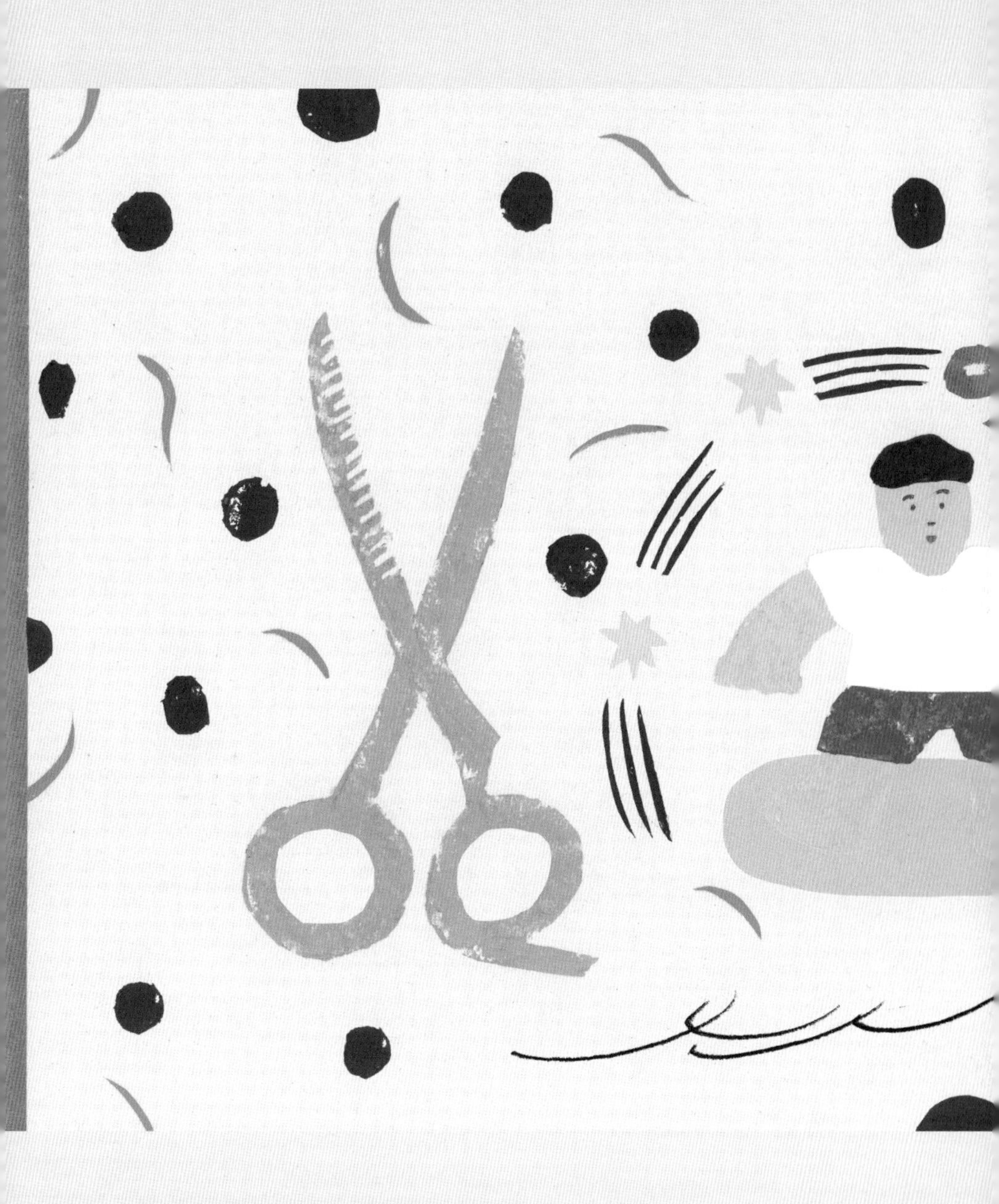

社会貢献じゃなくて、ビューティ！

先日サロンに来たお客様で、髪の毛を切ろうか、切らないでおこうか、悩んでいた方がいました。長さを測ってみると28㎝。「あと3㎝伸びたら、ヘアドネーションできますよ」と伝えたら、「じゃ、あと3㎝伸ばしてから切ります」と。今まで切るか切らないかで悩んでいた方が、ヘアドネーションのために切る。そして切るために髪の毛を伸ばすって決断されたのです。

自分の髪の毛が誰かの役に立つと想像する高揚感、達成感、爽快感……。僕は髪の毛をカットして贈った瞬間に、子どもたちの笑顔を感じるんです。

数年前に多くの方々に支えられ、サロンは20周年を迎えることができました。この感謝の気持ちを僕らなりに伝えたくて、美容師だからこそできるヘアドネーション活動に参加しました。そしてヘアドネーションの認知度を上げるために、ヘアドネーションをしてくださった方に贈るキーホルダーを製作するためのクラウドファンディングを行い達成することができました。当時クラウドファンディング会社からは、「社会貢献枠で」と言われたのですが、「ビューティ枠」にこだわってチャレンジしました。僕にとっては、ヘアドネーションは「社会貢献」というよりは「ビューティ」です。そして、子どもたちを可愛くしてあげる、子どもたちを笑顔にする。それが美容師のやるべき仕事だと思っています。

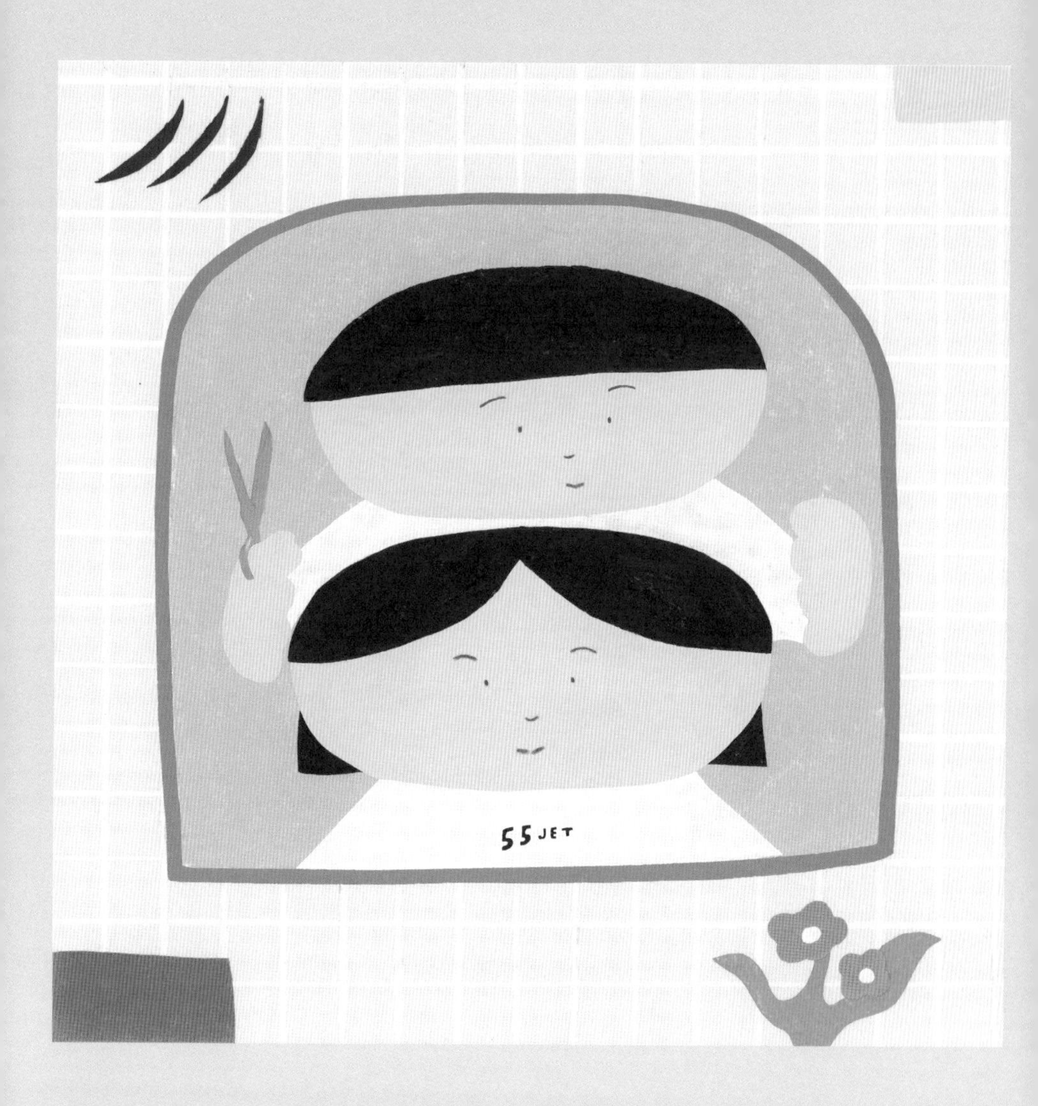
55 JET

変わるのは僕、フラットな社会へ

高校生の男の子のウィッグカットをした時のことです。お母さんと「間に合って良かったね」と話をしていました。お話を伺うと、普段は帽子を被っているのだけど、大学の願書の写真撮影では帽子着用はダメとのこと。サロンの帰りに早速、願書の写真を撮りに行っていました。
この男の子のように、レシピエントの方にもできれば隠したいという気持ちがあるのかもしれません。そして周りにも「かわいそうね、大変ね」という感情を抱いている人がまだまだ多いと思います。

実際、僕もそうでした。
レシピエントの方のニット帽を取って、ウィッグをつけてもらってカットする時、同じ感情を抱きました。でも、何度か経験を重ねるにつれ、それは特別ではなく、サロンの日常になっていきました。
「この辺をシャッシャッてして軽くしようよ！　可愛くなるよ！」って言うと、
「シャッシャッてした〜い！」って笑顔で言ってくれる。
普通に女の子がサロンに来て、カウンセリングをして、カットするのと全く同じです。

変わらなきゃいけないのは、僕だったのです。

レシピエントの子どもたちは、「自分は治らないのではないか。もう生えてこないのではないか」という不安の中で生きています。大抵の場合は、普通に戻りたい、髪の毛があった頃に戻りたいと思っている。そんな最中、ふと鏡の前で笑顔が生まれたら、それは美容師として最上の喜びの瞬間です。

先日、先の男の子が大学生になり、明後日から始まる看護実習のためにウィッグカットに来ました。いろいろ話を聞くと、大学では周りも彼の脱毛症について知っていて、「看護実習には、そのウィッグ、明るすぎるんじゃない？」と気軽に話しかけてくれるそうです。

こんなふうに、周りのみんなが病気のことを理解し、気を遣いすぎることなく、個性を尊重できるフラットな社会創りこそが大切なんだと思います。

受け取った笑顔を、想像しつづける

はじめは僕も、髪の毛がないのはかわいそうと思っていたところがあります。でも今は、髪の毛がないのはただの状況、過程、個性であるという見方になってきています。更に言えば、ウィッグをつけていても、つけていなくても何も変わらない。僕たちが見方を変えるだけなんです。

ジャーダックがヘアドネーションをゼロから始めた頃に比べたら、今は活動が急激に広がっているところかもしれません。でも今後は何かが一気に変わるというわけではないとも思っています。むしろヘアドネーション自体が普通になっていき、何となくヘアドネーションが当たり前となり、ヘアドネーションをすることに特別感がなくなり、活動の話題性もなくなる。ヘアドネーションの写真ももういらない。

これも理想だと思います。

でもその時に大切なのは「原点に立ち返り、ウィッグを受け取った子どもの笑顔を想像できるか」です。

自分も含め、まだ取り巻く環境はそこまで成熟していないかもしれませんが、「子どもたちが周りの目を気にしてではなく、純粋にヘアスタイルを楽しむ手段としてウィッグが選択される、ボーダーレスな社会」が、僕にとっての本当の理想の姿なのかもしれません。

そう遠くない将来、皆さんがサロンでヘアスタイルを楽しむのと同じようになったらいいいと思っています。

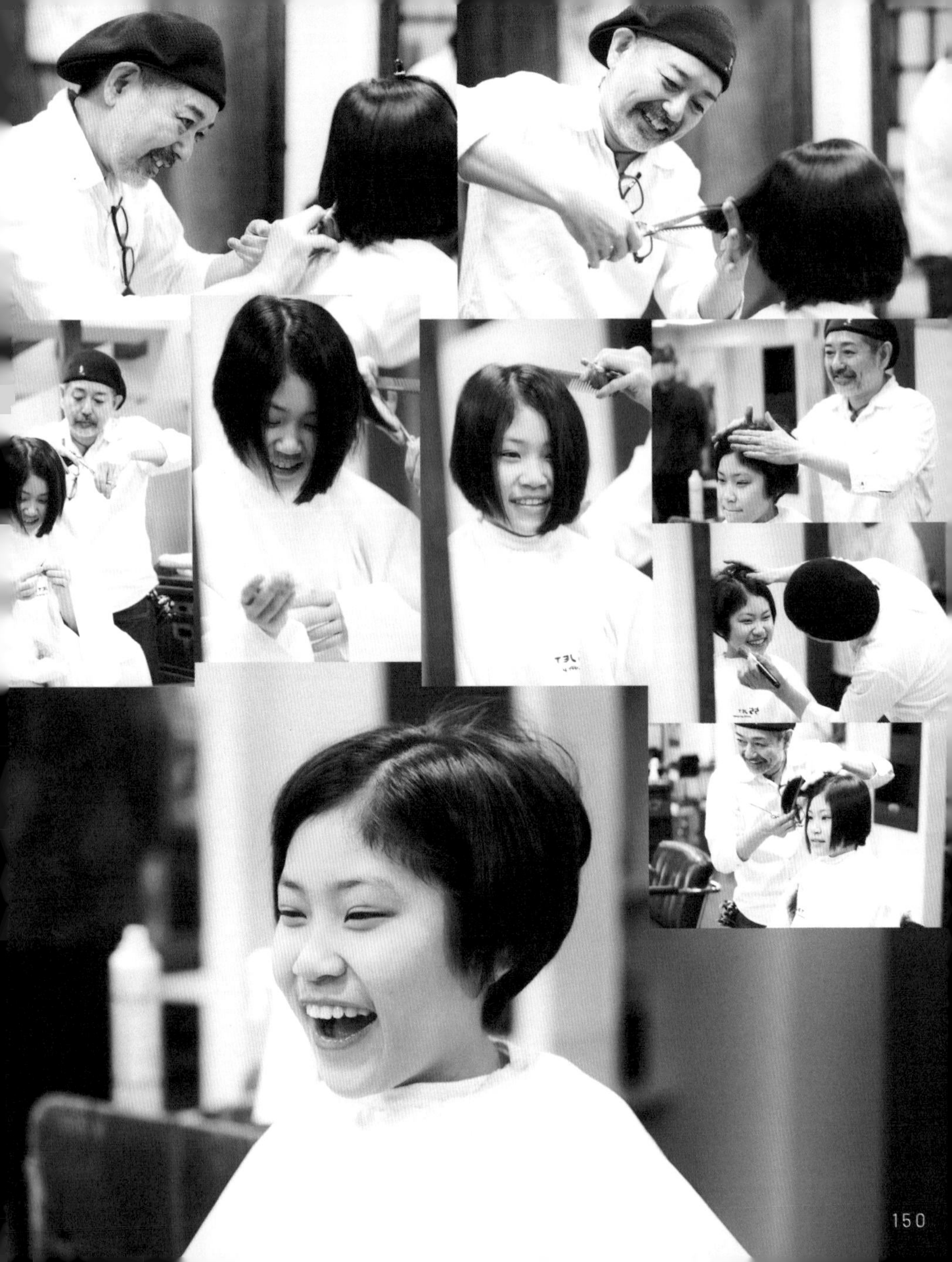

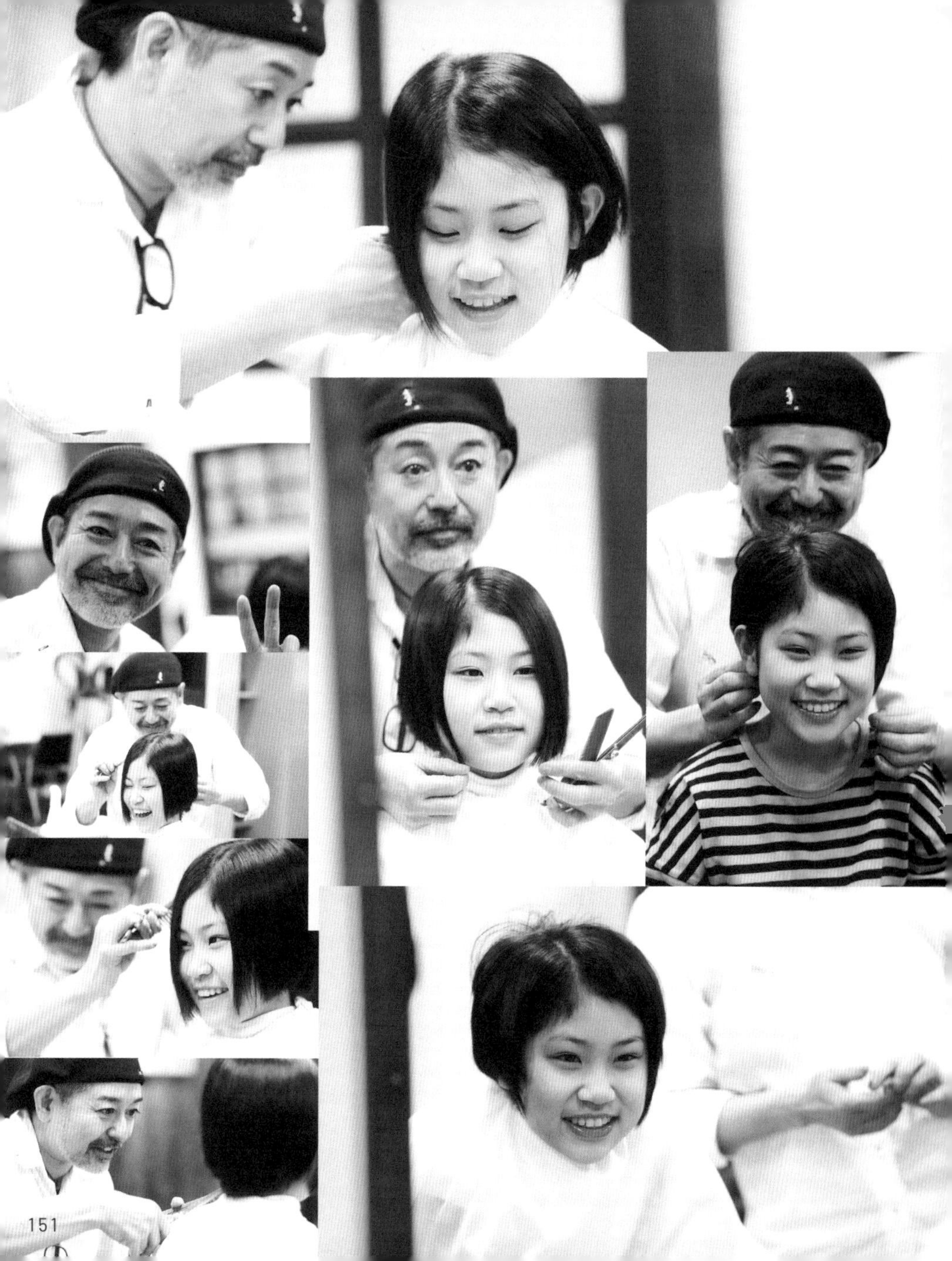

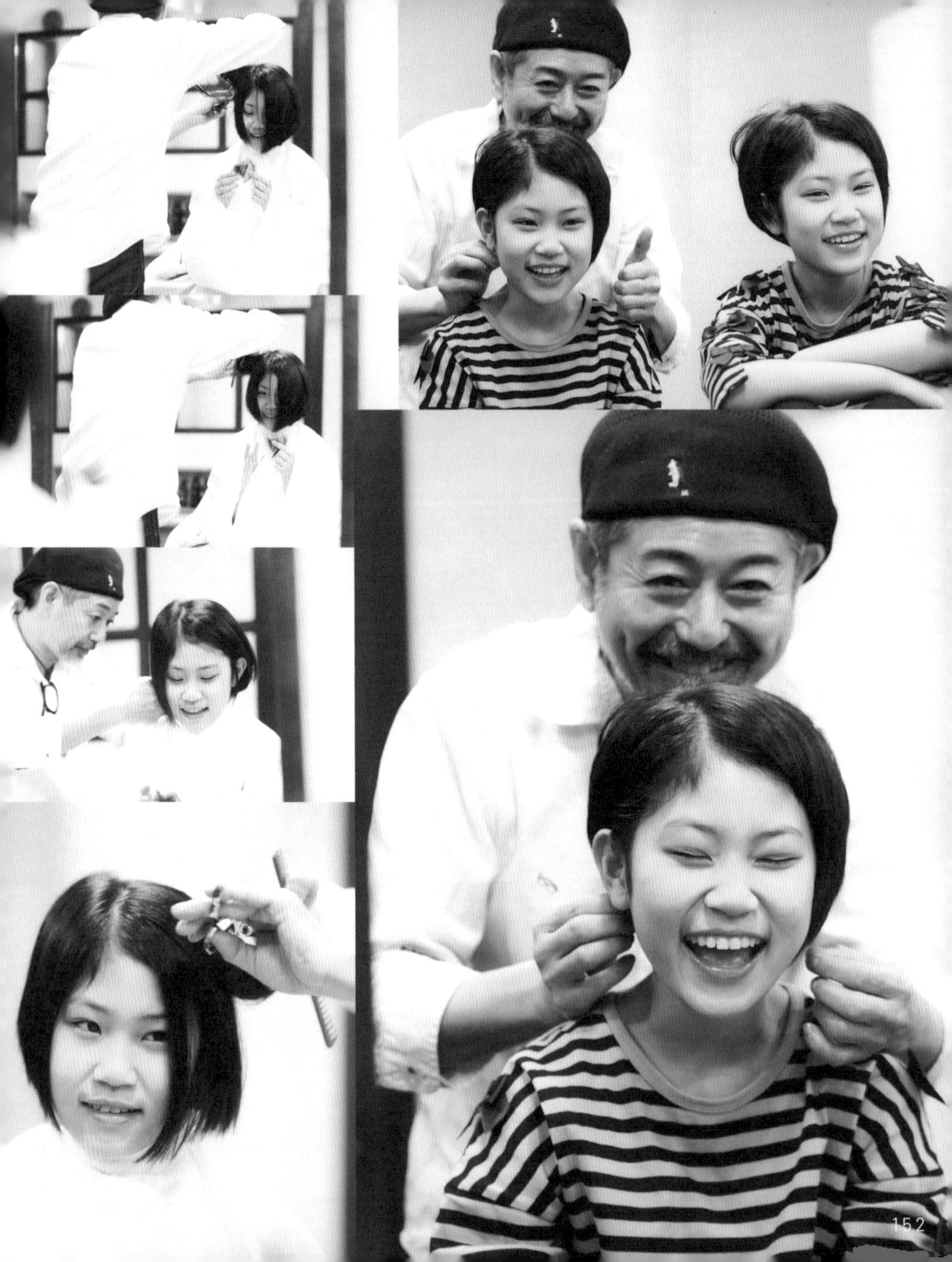

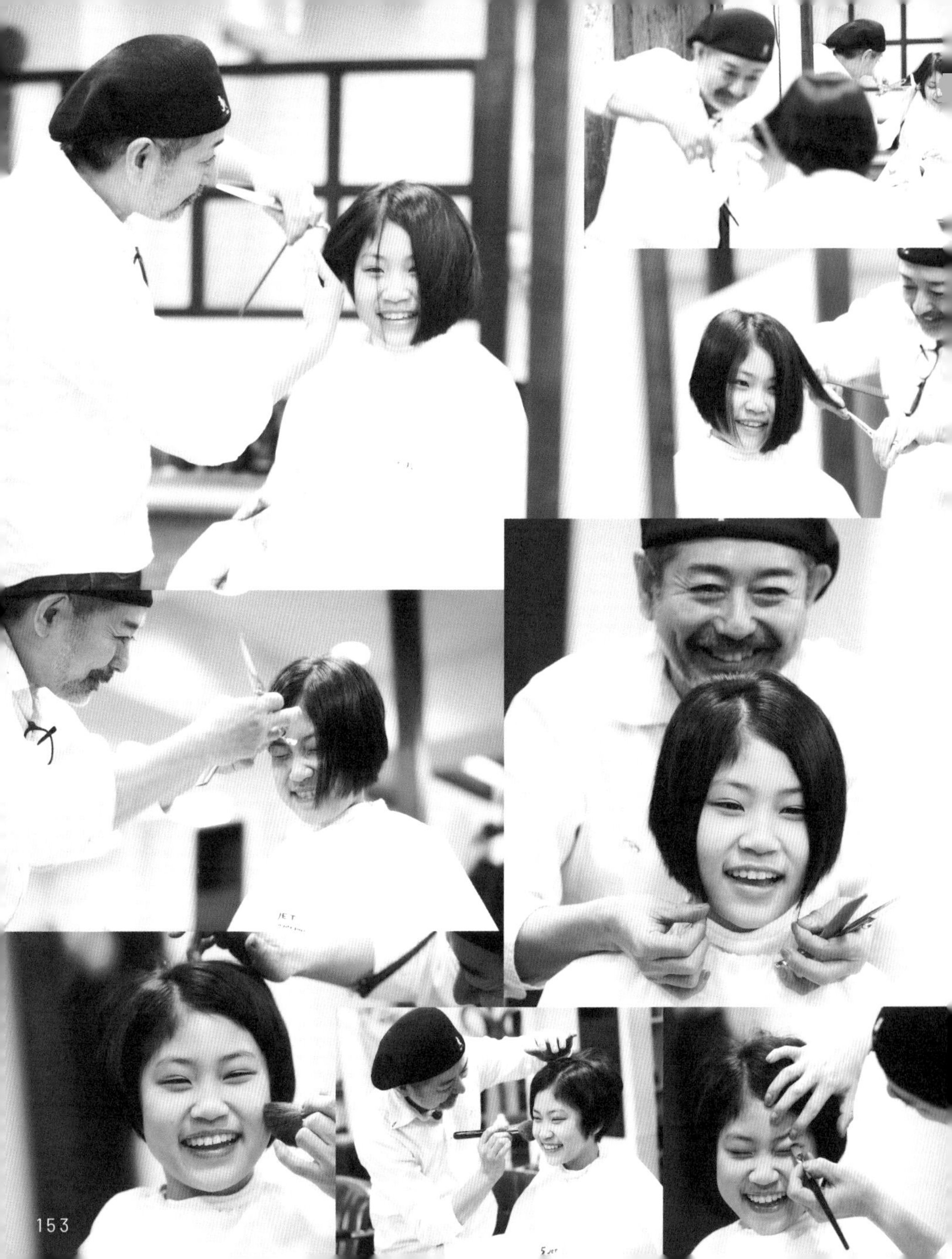

賛同サロンってなに？

どんなサロンがヘアドネーションに協力しているの？

レシピエントとドナーをつなぐ

賛同サロンとは、ジャーダックの理念に共感し、その活動にボランティアで協力するサロン（理・美容室）のことをいいます。理・美容の技術を活かして、ドネーションカットはもちろん、ウィッグカットによってヘアスタイルの選択肢を提供しているサロンもあります。

賛同サロンに登録する理由は様々ですが、自分の身内や友人知人に病気の方がいるなど、熱い想いを持って登録するオーナーの方も多くいます。

ヘアドネーションを行うことで、「やっとつながった」と感じました。がんで髪の毛が抜けてしまった方などで、1年も2年もサロンに来られない方がいらっしゃいます。また脱毛症や無毛症の方の中には、サロンそのものにあまり縁がない方もいらっしゃいます。美容師はそういう方たちに対して今まで何もできませんでした。でも、ヘアドネーションを通じて美容師がウィッグに関わることに乗り出したことで、今までつながることができなかった方々とようやくつながることができるようになったのです。これでやっと、全ての方に対してサロンのヘアスタイルを提供できるようになったと実感しています（渡辺）

今までつながっていなかったのは、レシピエントの方だけではなく、ドナーの方も同じです。
ヘアドネーションによって、世の中には想像していた以上にサロンに苦手意識を持っている方がいることがわかりました。ドナーの方の中には最初から強い想いで伸ばした方以外に、なかなかサロンに行かないうちに伸びてしまった方もいます。でもそのような方が「せっかく切るなら、捨てるよりは人の役に立つ方がいいから」と言って、ヘアドネーションをきっかけに再びサロンに来られることがあります。

ジャーダック認定講師　中庭廣明さん（Dress hair）はこう言います。

そういう方が来てくださった時は、燃えますね。ずっと否定されていた髪質や骨格を、全て肯定した形で仕上げて差し上げたい。
「あなたはそのままでとても素晴らしいんです」。これが僕の言葉にしないメッセージです。そういう方はあまり多くを語らない方が多いのですが、カットし終わった後、ちょっとだけニコッと笑ってくれたりすると嬉しいですね（中庭）

このように、レシピエント、ドナーを問わず、サロンとして今までつながることができなかった方々に来てもらえるきっかけになっていることも、ヘアドネーションに多くのサロンが賛同している理由のひとつだと思います。

ヘアドネーションを最高の思い出に

ジャーダック認定講師の當間紀之さん(55JET ai HAPPY HAIR MAKE 代表)は、「美容師とはドナーの想いをレシピエントにつなぐ橋渡し役」だと言います。

いくら髪の毛を寄付できたとしても、ドナーの方が綺麗にならないと、新しいヘアスタイルが似合わないと、意味がありません。その方にとって最適な長さで最も素敵になるヘアスタイルを提案しています。ドナーの方から髪の毛をいただく代わりに、最高の技術で綺麗になってもらうこと。それが僕たち美容師の恩返しなのです(當間)

大きくスタイルチェンジをする不安を丁寧に取り除いたり、 Before と After の写真を撮ったり、髪の毛の一部を自分でカットしてもらったり。美容師たちは一生に何度もないヘアドネーションをドナーにとっても最高の思い出にするために様々な努力と工夫をしています。
ドナーにとってヘアドネーションが良い体験、良い思い出になったら、ドナーも胸を張って周りの人に伝えてくれます。「カットされた人が可愛くなる」そのことこそが一番の説得力であり、波及効果を生みます。
わずか12年の間にヘアドネーションがここまで多くの方の賛同を得たのには、こうした美容師たちの努力も決して無視できません。

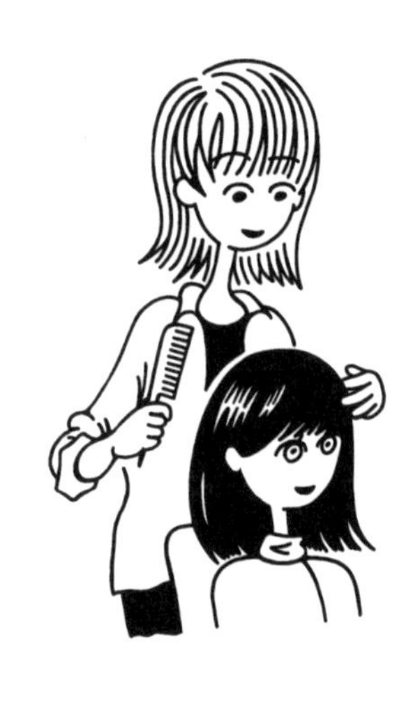

2020年12月現在、賛同サロンの数は4668店です。本当に多くのサロンが賛同しています。
それでも、全国には25万店を超えるサロンがあることを考えると、まだまだ全国どこでも気軽にヘアドネーションができるというわけではありません。いつも通っているサロンとは別のヘアドネーションができるサロンを探した方もいると思います。

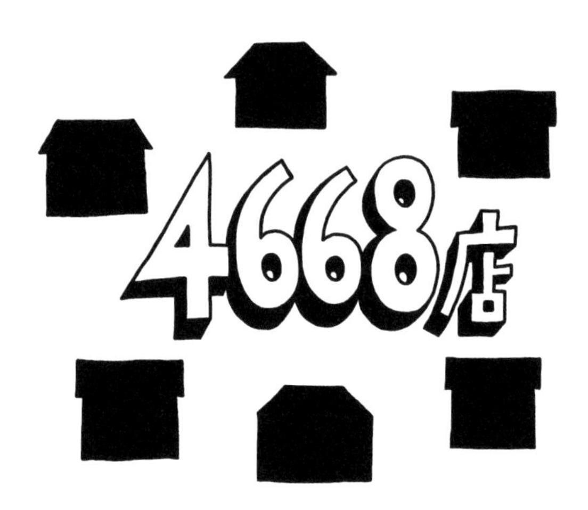

今後はヘアドネーションが更に広まっていって、全国どこのサロンでも当たり前にヘアドネーションができるようになり、賛同サロンという言葉自体が必要なくなればと思います。
そして、いつか、髪の毛を寄付することも特別視されることなく、それこそ、ヘアドネーションが「1つの文化」のように定着していけばと思っています。

INTERVIEW

中庭廣明

Hiroaki Nakaniwa

**ジャーダック認定講師。
Dress hair所属。
はじめてのヘアドネーションでも
不安を払拭できるよう、
ブログでBeforeとAfterの写真を
公開している。**

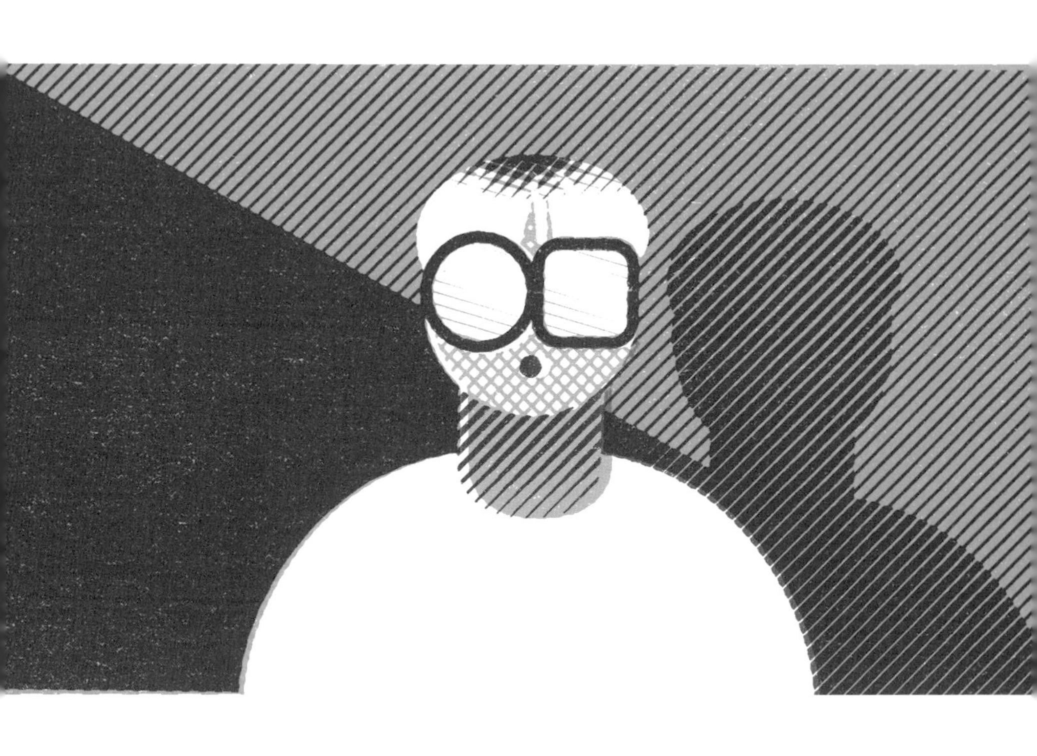

ブログから、カットはもう始まってる

ヘアドネーションをしにいらっしゃるお客様は、新規のお客様が多いです。その方々の多くは、僕のブログを見てから来てくださいます。

ブログでは、ヘアドネーションをなさる方がどういう思いでカットされているのか、どんな不安を持っているのかなども書いたうえで、BeforeとAfterの写真を交えるなど、具体例を示す形で問題解決や不安の解消なども行っています。お客様が希望される場合、BeforeとAfterの写真撮影や、ヘアドネーションする髪をご自身でひと束カットしていただいたり、その断髪シーンを動画で撮影するなど、思い出や記念として残せるようなサービスを行っています。ドネーションカットの所要時間は、撮影も含め1時間ぐらいです。

美容師は、ドナーの方たちの想いを、ウィッグを必要としている子どもたちに届ける「橋渡し」だと思っています。

美容師としてのゴールは、その仕上がりのヘアスタイルを喜んでもらえることです。もし、髪を切ってヘアドネーションはできたとしても、ヘアスタイルがいまいちだったら、それは僕としては成功とは言えません。

ヘアドネーションという体験では、人生で一番長い髪型から一番短い髪型にがらっと変わることもしばしばあります。その変化には少なからず不安が伴います。でもその不安なことを「やってよかった」と感じてもらう。そのために全力を尽くしたいと思っています。

ヘアドネーションのカットには独自の技術が必要です。せっかく何年もかかって伸ばしてくれた髪なので、1㎝でも長く寄付できるようにロスが少ないカットを行っています。

最初のうちは1〜2㎝ほどの余裕をもってカットをしていました。そうした方がお客様の様子を見ながら、その方に似合うヘアスタイルに徐々に合わせていけるからです。

でも床を見ると、たくさんの髪の毛が落ちていて、もったいないなぁっと思って、どうしたら一番ロスが少なくなるだろうと研究していきました。

ヘアドネーションをする時は通常、髪の毛がバラバラにならないように髪を結ぶ、ブロッキングをしてから切ります。このブロッキングの仕方で髪の毛のロスが減ります。今は、ほぼ最終形に近い状態でカットし、後はシャンプーして整えるだけでヘアスタイルが決まるようにしています。普通だったら、あと何か月か伸ばす必要がある場合でも、31㎝以上のヘアドネーションができるようにギリギリでカットできる。そういうブロッキングとカットの仕方を身に付けています。

今までに、ヘアドネーションに関する250以上の記事を書いています。ありがたいことに多くの方が見てくださり、ヘアドネーションに向けて髪を伸ばす際の参考にしてくださったり、それを事前に読んで疑似体験をしてくださる方もいるようです。疑問や不安を解消して、安心を得ていただけたりして、僕に対して信頼と期待をもってご来店くださるようです。

これからも、ブログを通して情報を発信し、ヘアドネーションの認知度向上や、これからヘアドネーションをなさる方に少しでも貢献できれば嬉しいです。

最高の体験にしてあげたい

ヘアドネーションのために髪を切るという体験は、一生の中でそう何度もあることではありません。その体験を最高のものにすること、それが美容師としての役目だと思っています。

お客様に「ヘアドネーションをして良かった」と思ってもらうためには、美容師は、そのお客様が持っている不安をしっかりと理解し解消しなければなりません。

髪を切った後、自分で手入れができるのか。新しいスタイルは似合うのか。周りの人に何か言われないか。お客様はいろいろな不安を持っています。美容師は、そのようなお客様の不安を読み取り、解決案を提案する、提案型であることが大切だと思っています。

中にはくせ毛でボリュームがあり、そのまま切ると広がってしまったりする方もいます。ロングヘアの時に毎日縛っていたため、髪の毛に縛り癖がついていて、ショートにしても、うねってしまう方もいます。また、ずっとロングヘアの方は、ショートヘアに慣れていません。ショートヘアの手入れの仕方もご存じないか、昔のことなので忘れてしまっていたりします。

美容師は、そういう全ての人の悩みに対応できるように努力しなくてはいけません。どんな髪でも対応できるぐらい経験を積み、お客様のコンプレックスを解消する施術を行わないといけないのです。

これは、ヘアドネーション以外のサロンワークにもつながるものだと思っています。

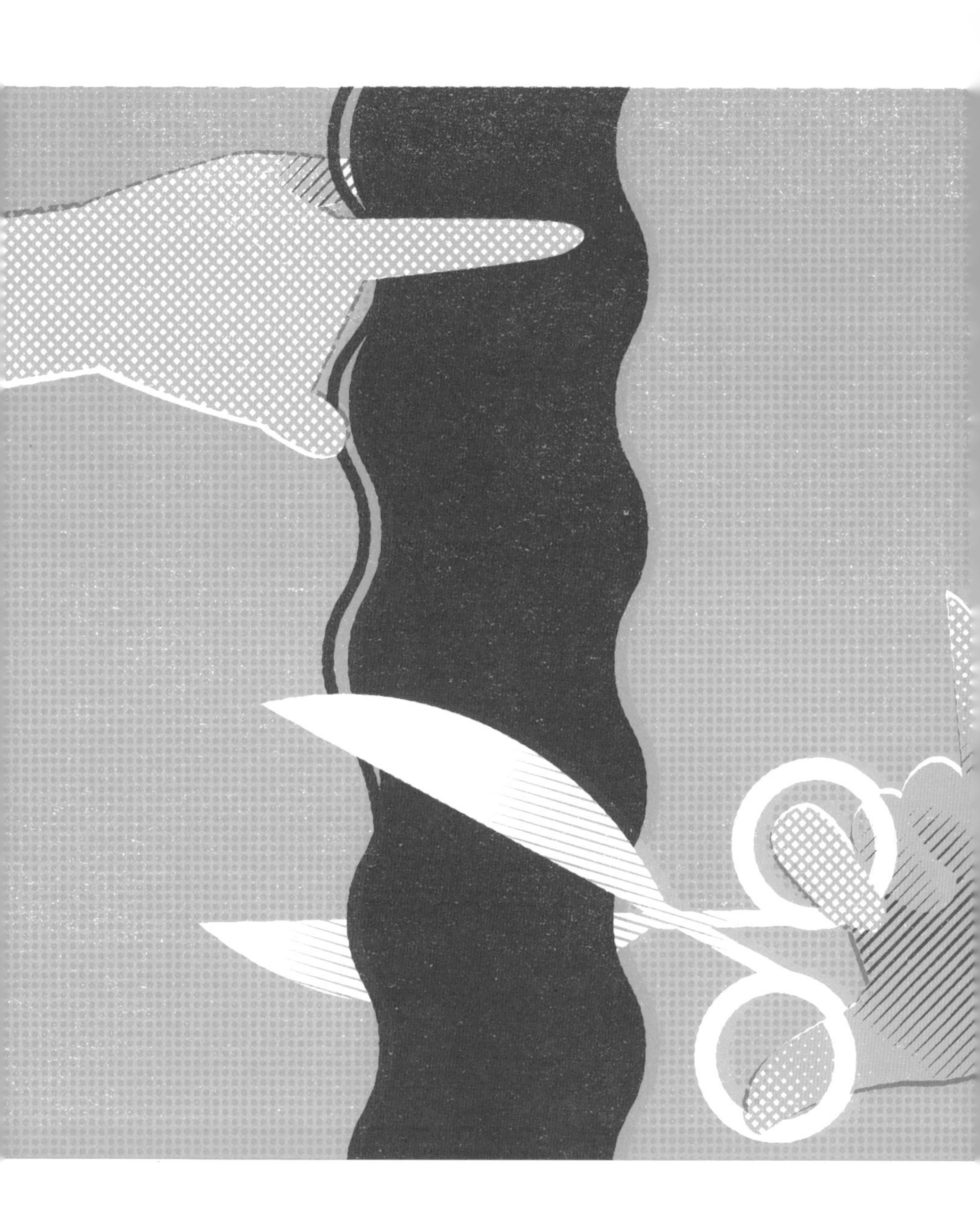

HAIRSTYLIST 中庭 廣明

「あなたはそのままでとても素晴らしい」

ドナーの方には、大きく分けると強い想いで髪の毛を伸ばした方と、何となく美容室に行かないうちに伸びてしまった方の2つのタイプがいます。

後者の方は、髪にコンプレックスがあることが多く、過去に美容室で嫌な思いを経験したことがある場合があります。そういう方はかつて「こういうヘアスタイルにしたい」「こうして欲しい」と美容師に言ったけれども、髪の毛の癖が強いとか、頭の骨格がどうのとか、髪の量が多いとかいろいろ言われて、否定され続けてきた経験のある方が多いのです。否定され続けた結果、自分の髪の毛にコンプレックスを持ち、美容室が嫌いになる。だから髪を伸ばすしかなく、でもせっかく伸びた髪だからヘアドネーションをしようとカットしにいらっしゃいます。

そういう方が来られた時は燃えますね。そういう方は美容室に期待していません。でもその方に、「美容室っていいですね」って言ってもらいたいのです。ずっと否定されていた髪質や骨格を、全て肯定した形で仕上げたい。

「あなたはそのままでとても素晴らしいんです」

これが僕の言葉にしないメッセージです。

あまり多くを語らない方が多いのですが、カットし終わった後、ちょっとだけニコッと笑ってくれたりすると嬉しいですね。

僕の美容師としての目標は、できるだけ多くの方に自分の髪を好きになってもらうことです。サロンの現場で感じるのは、自分の髪質にコンプレックスを持っている方がとても多いこと。そのコンプレックスを少しでも解消し、自分の髪を好きになることができれば、それは自分を受け入れ自分をもっと好きになるということ。自分を受け入れられるほど他人のことも受け入れられるので、みんながそうなれば今よりもう少し優しい世界になるのではないかと思っています。

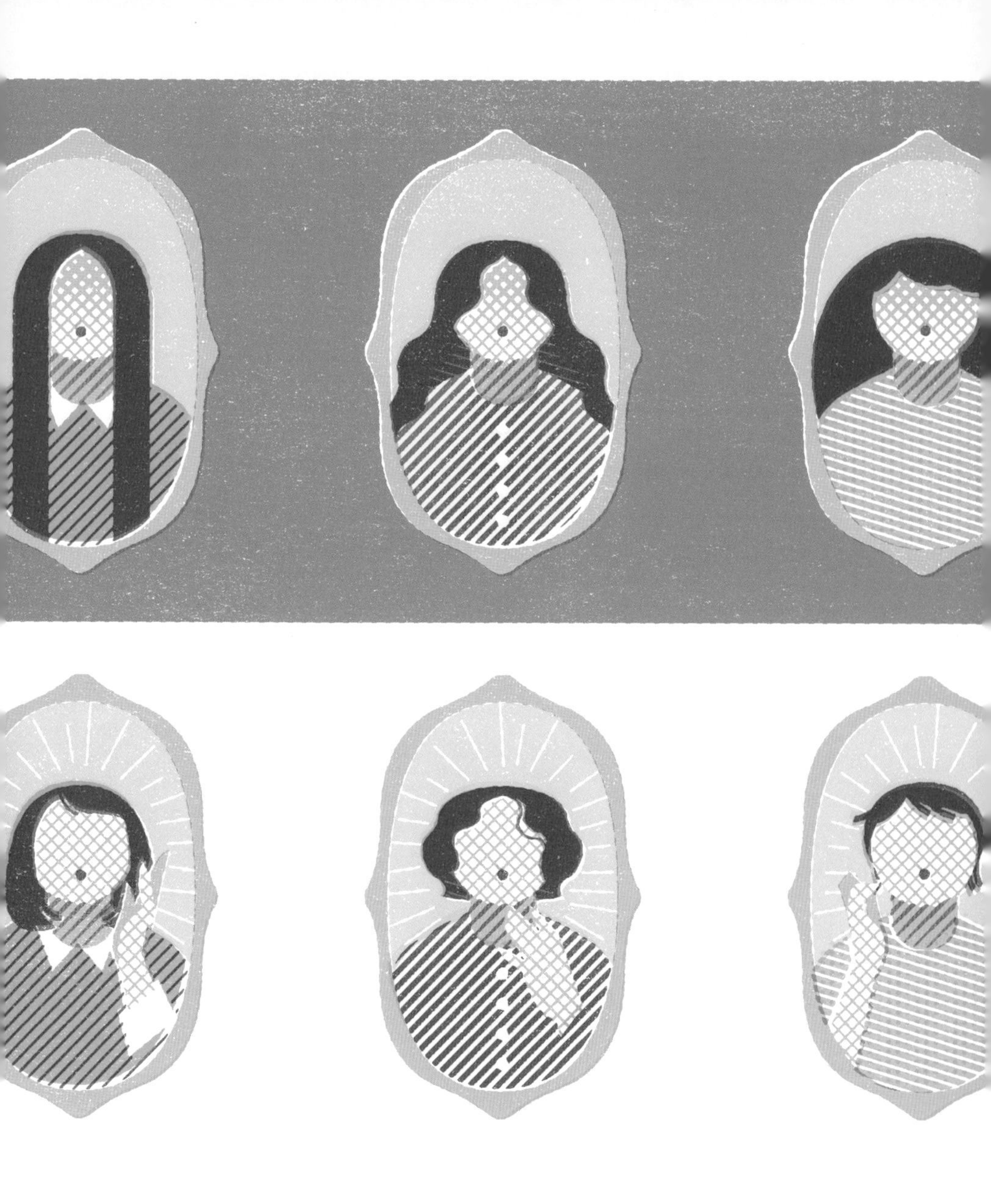

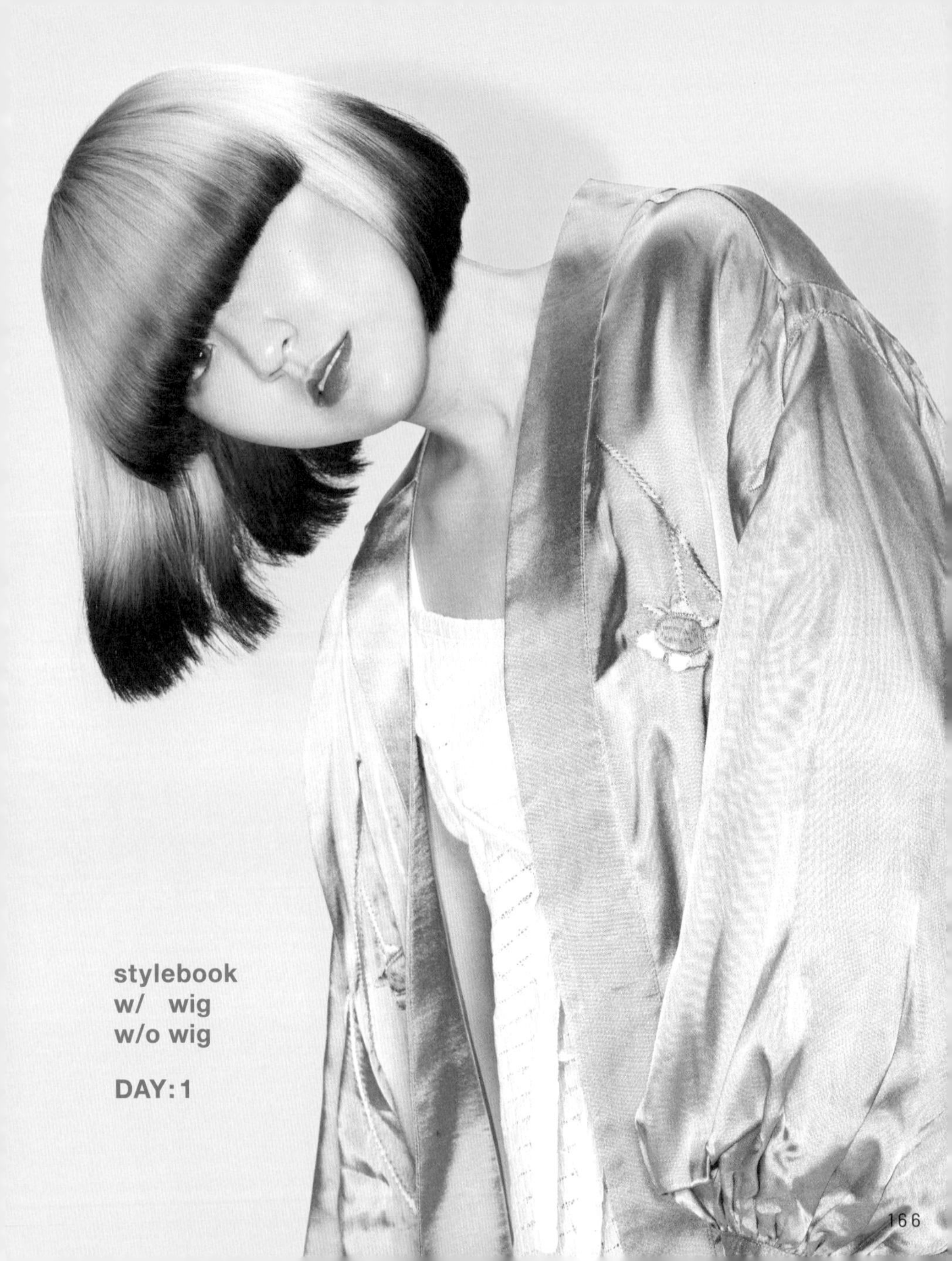

stylebook
w/ wig
w/o wig

DAY: 1

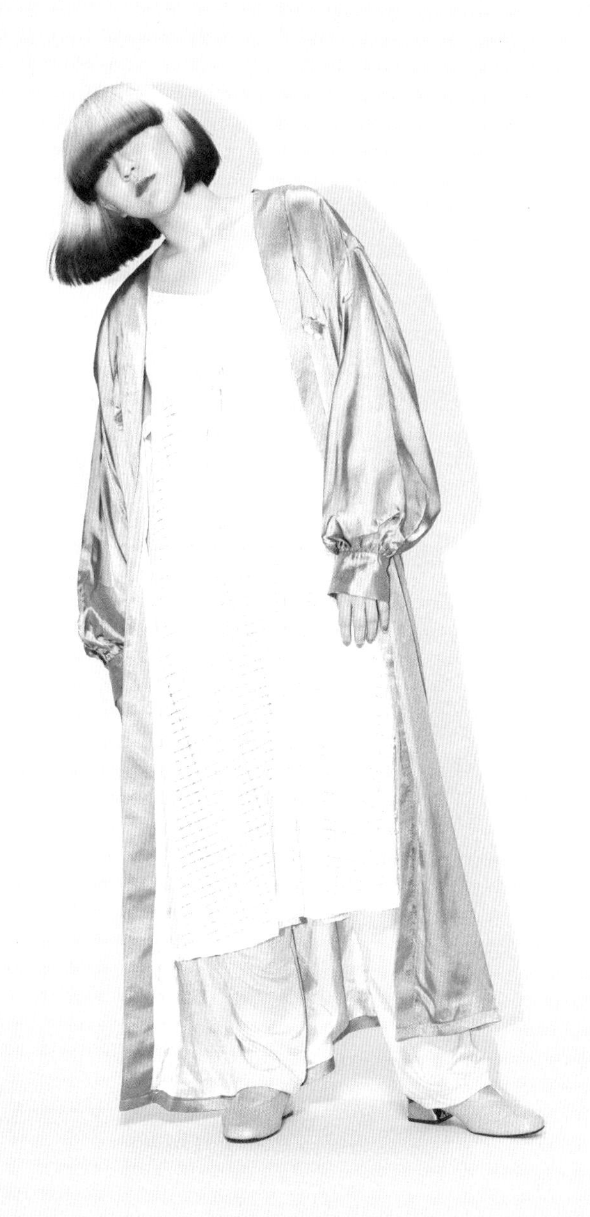

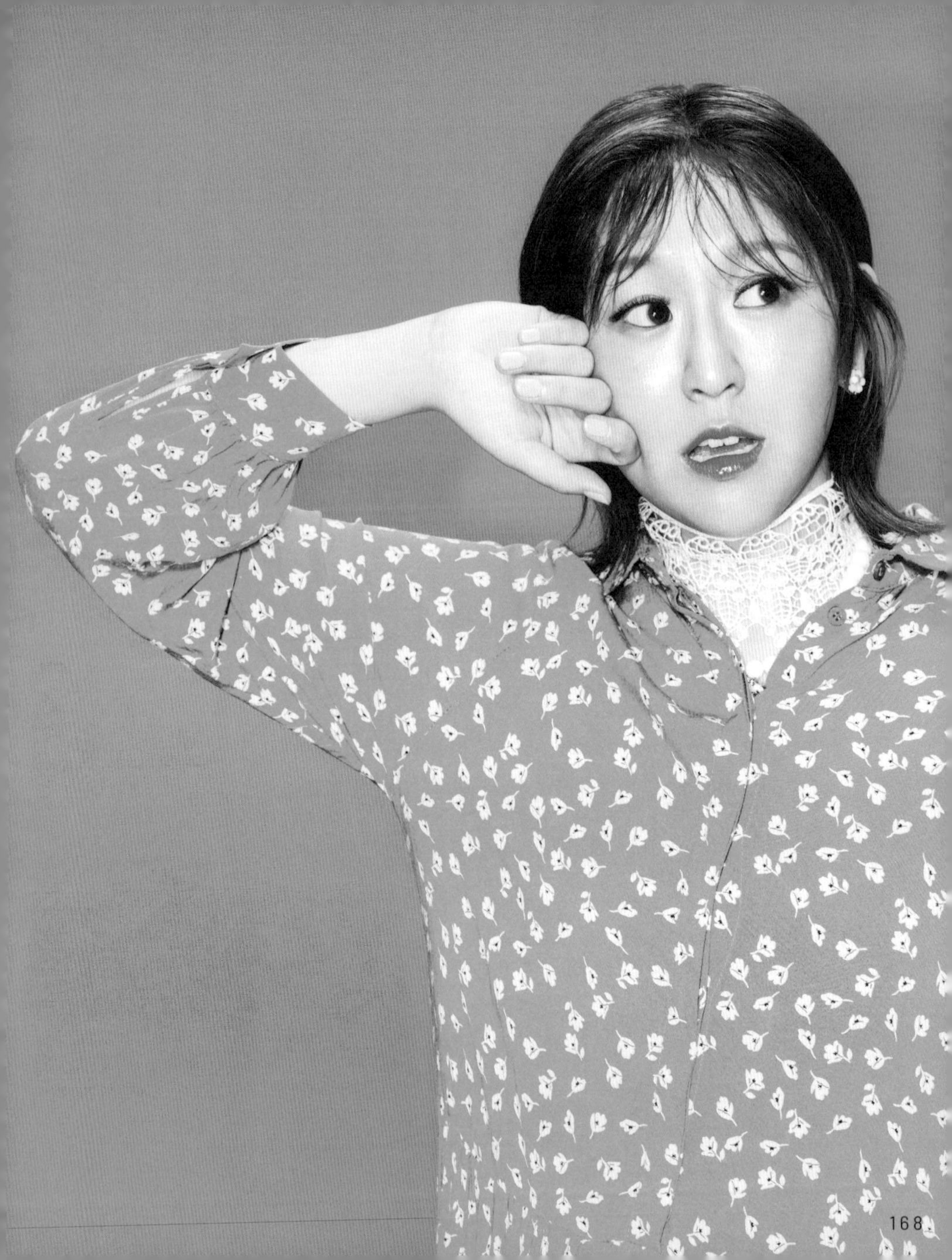

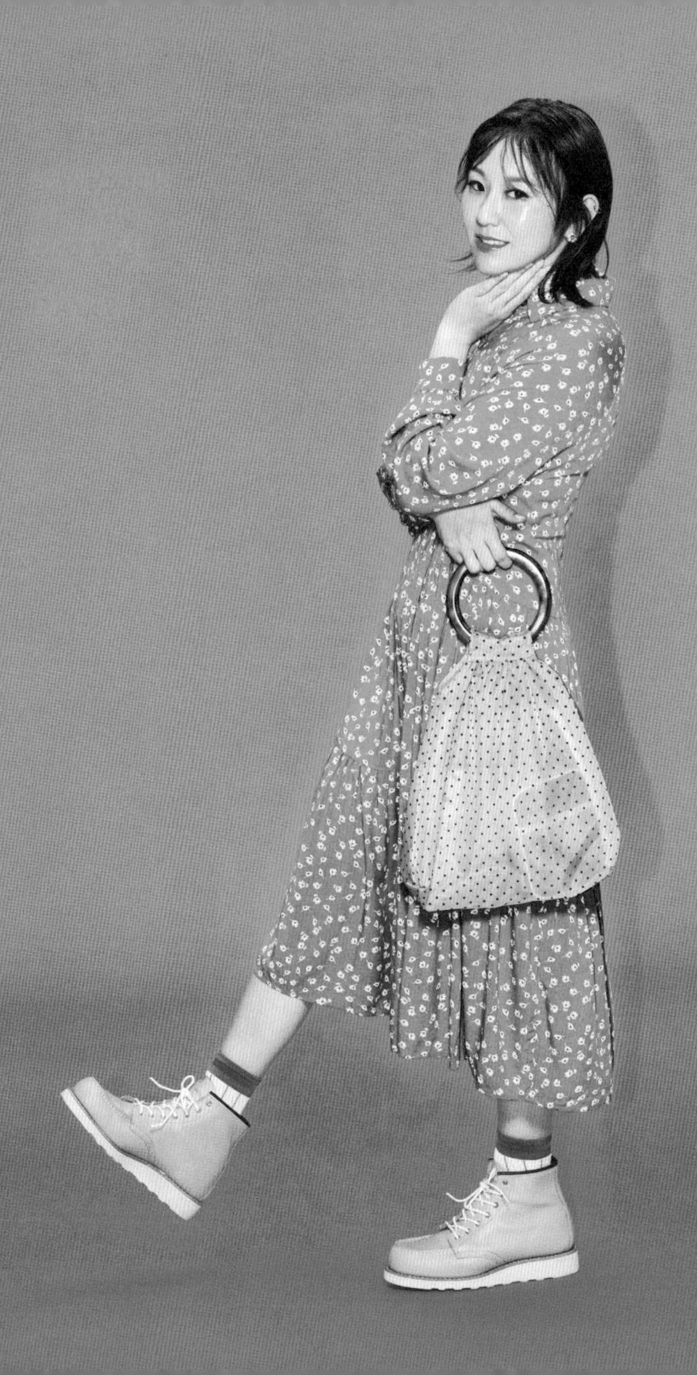

stylebook
w/ wig
w/o wig

DAY:3

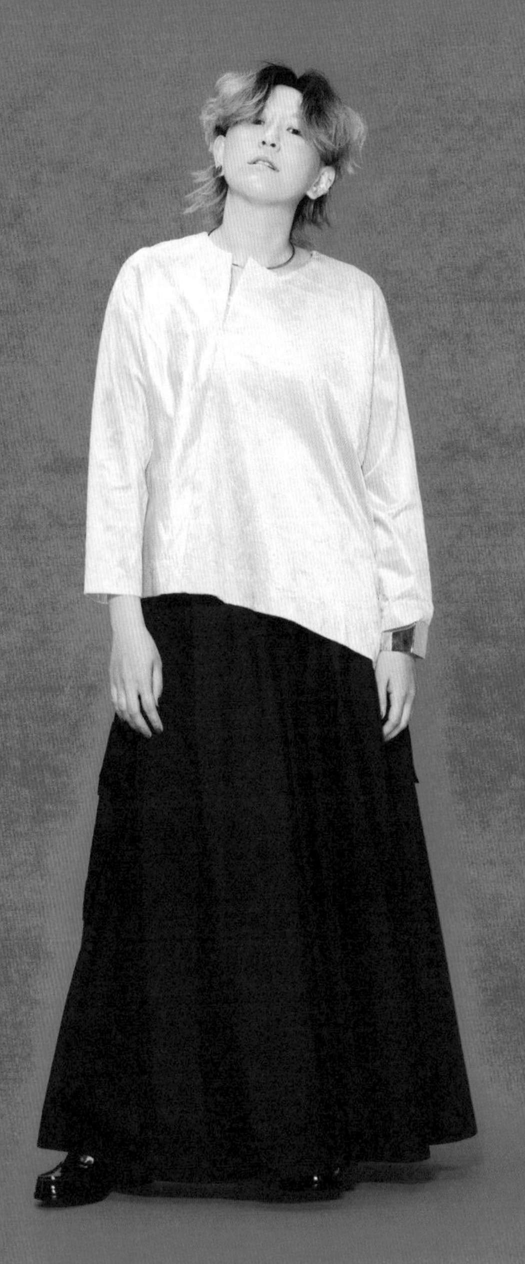

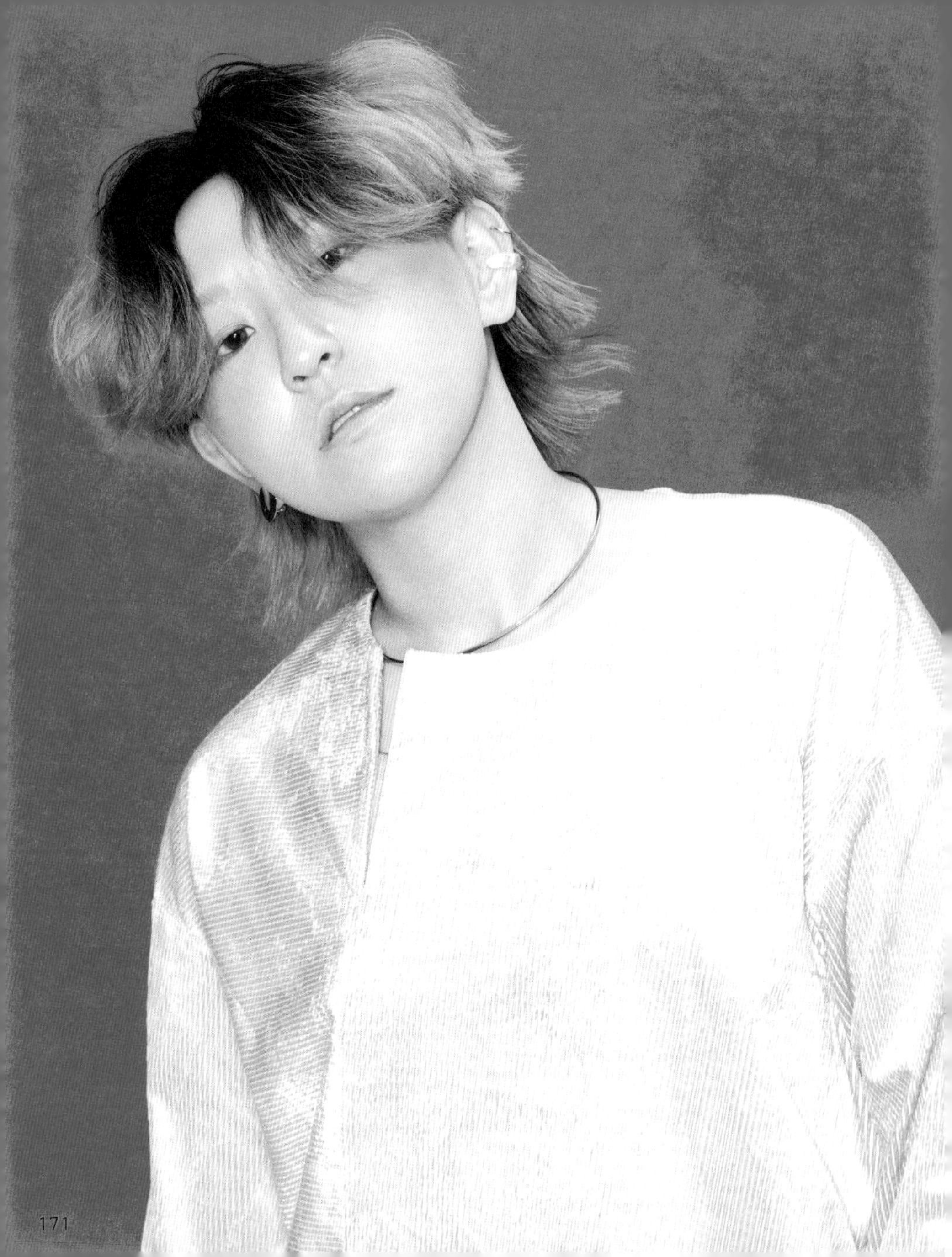

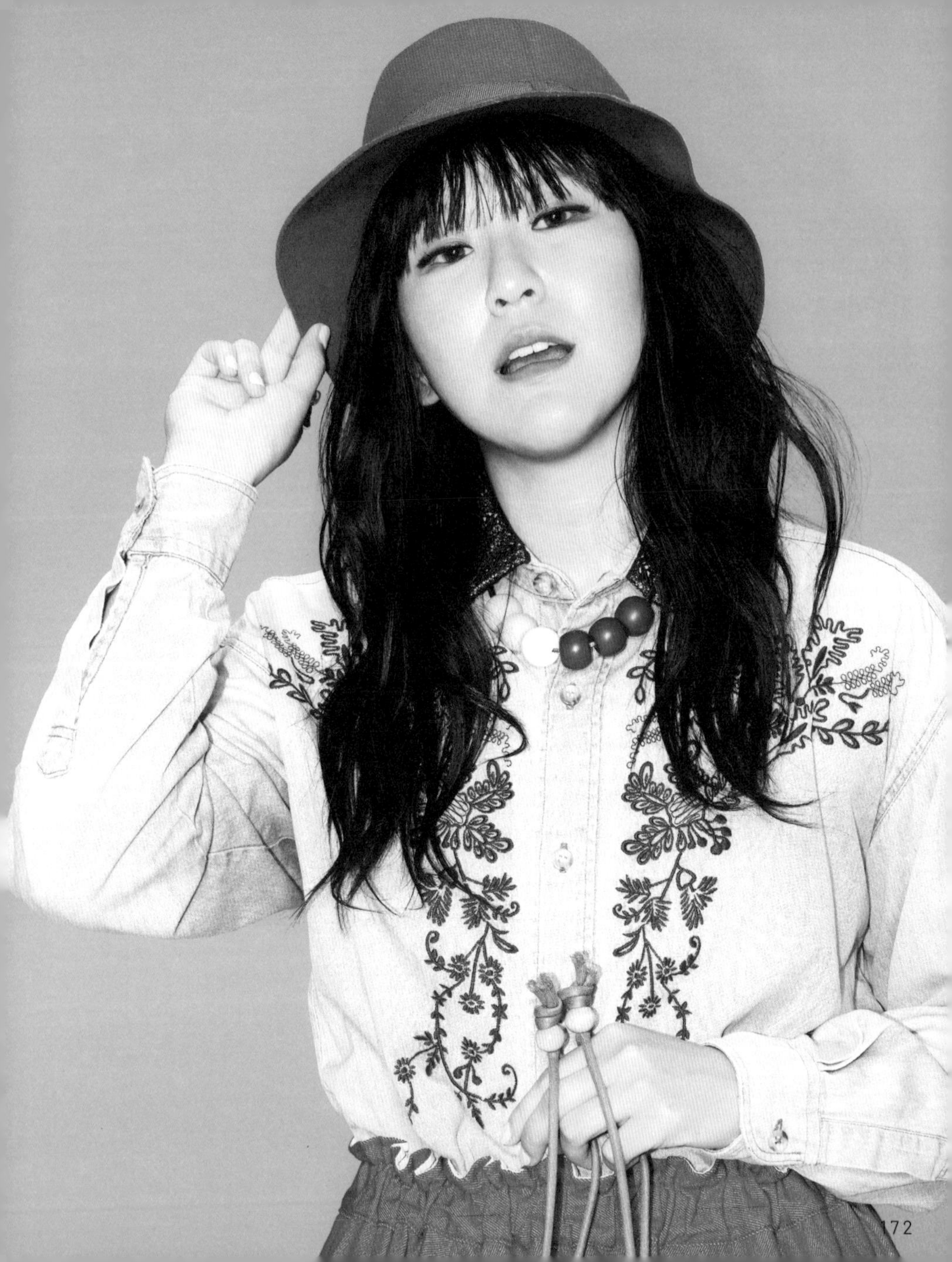

stylebook
w/ wig
w/o wig

DAY:4

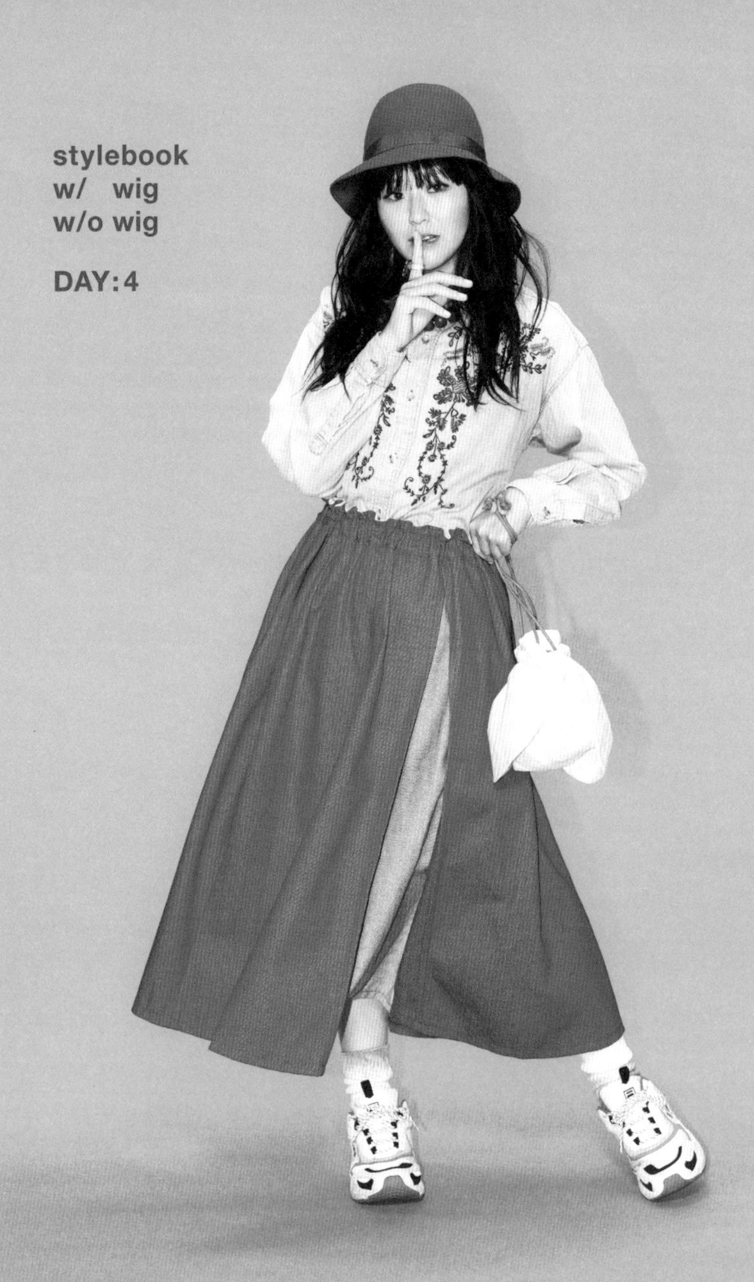

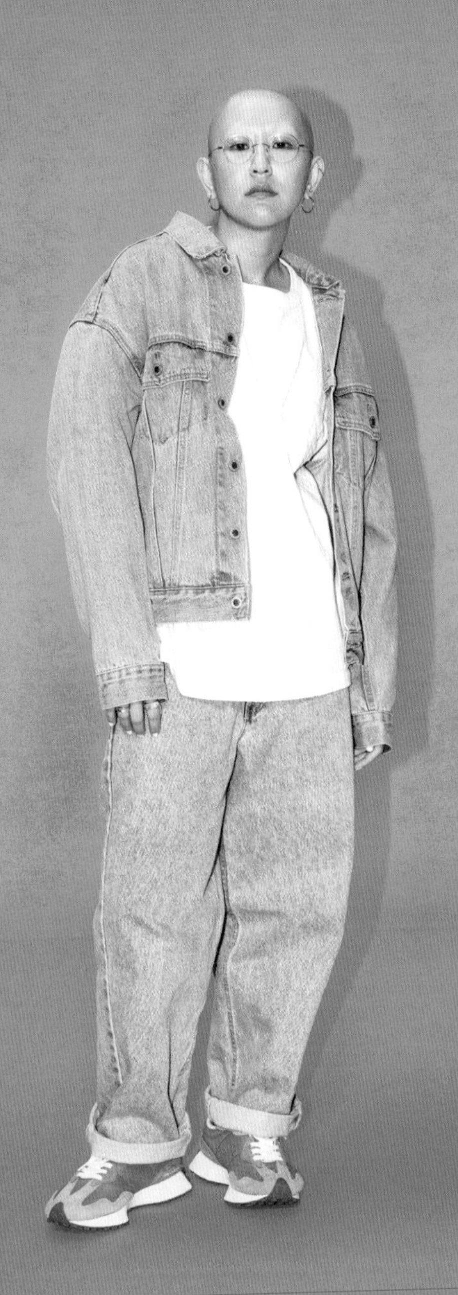

stylebook
w/ wig
w/o wig

DAY:5

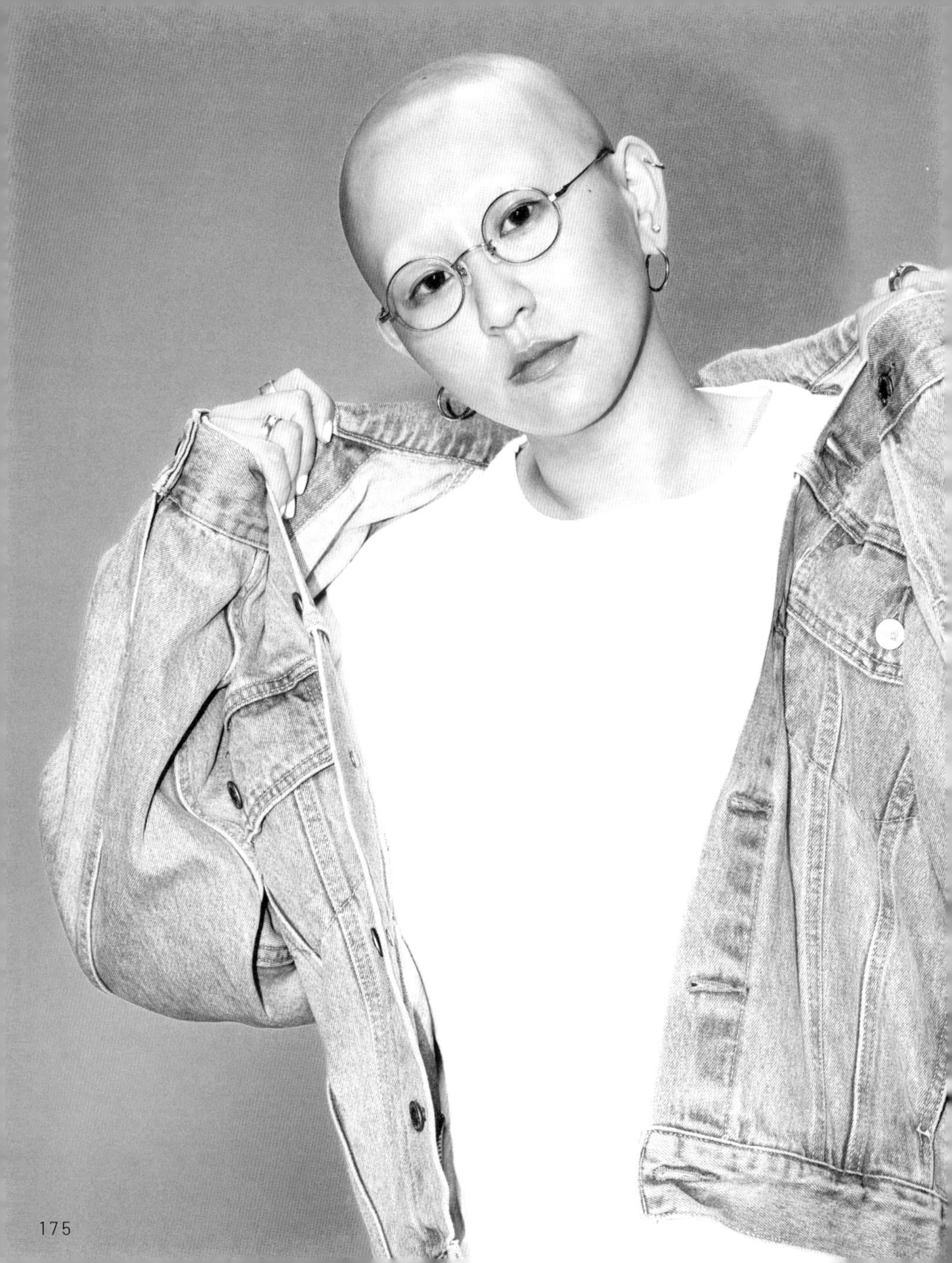

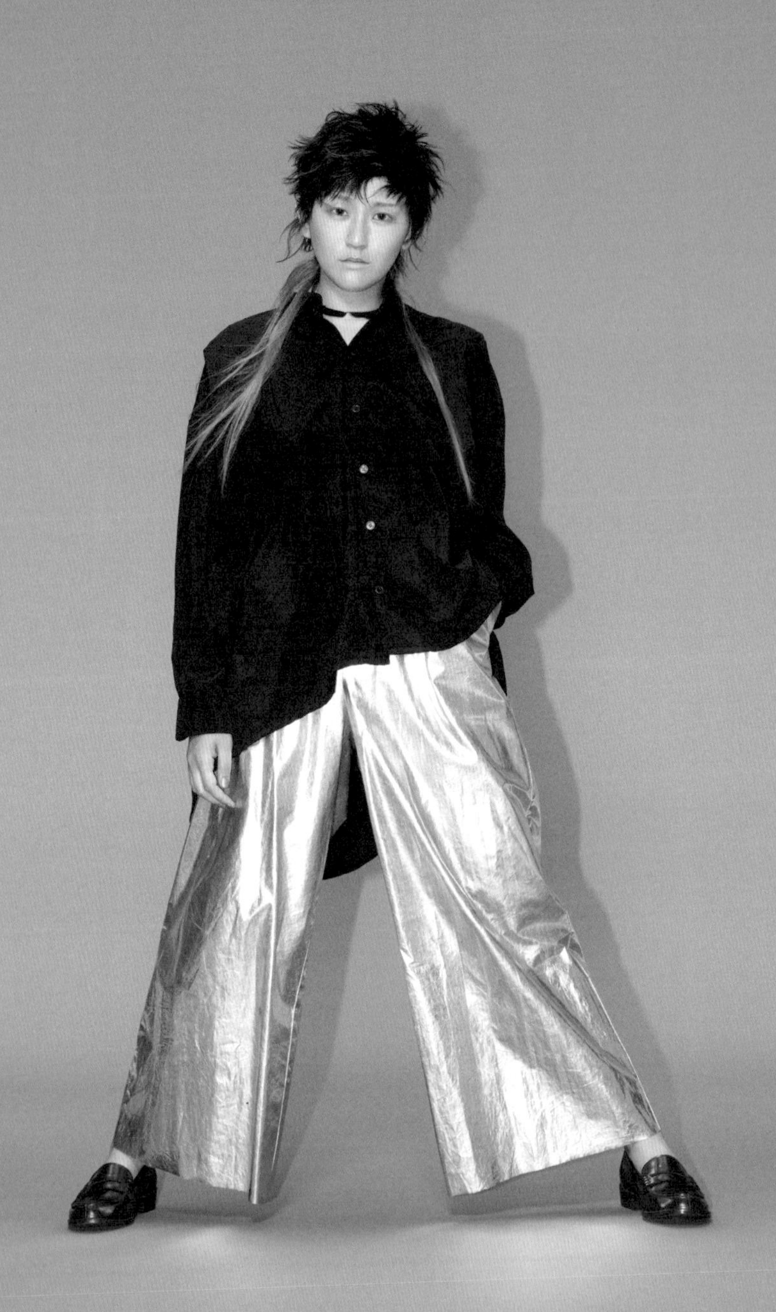

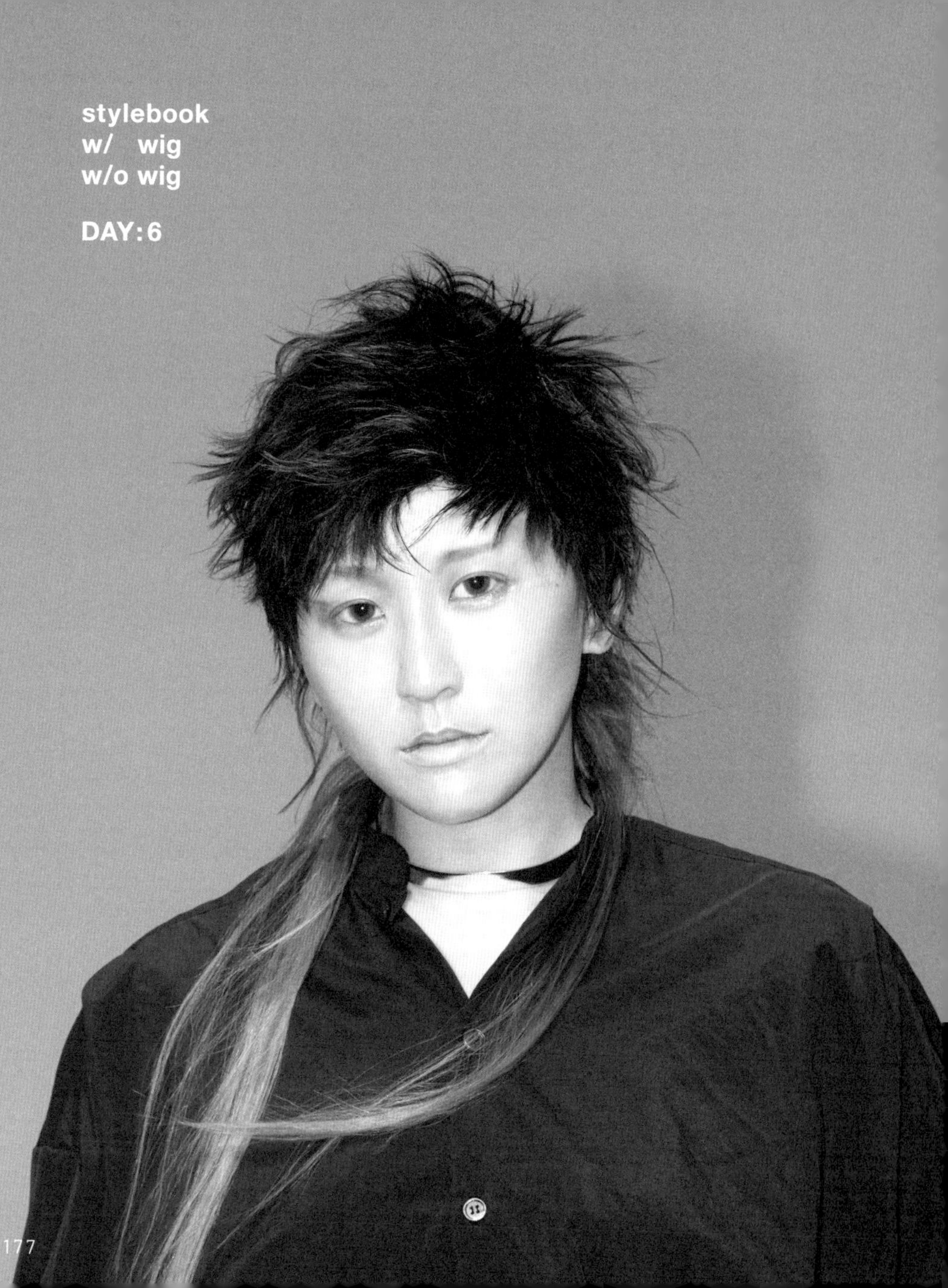
stylebook
w/ wig
w/o wig
DAY:6

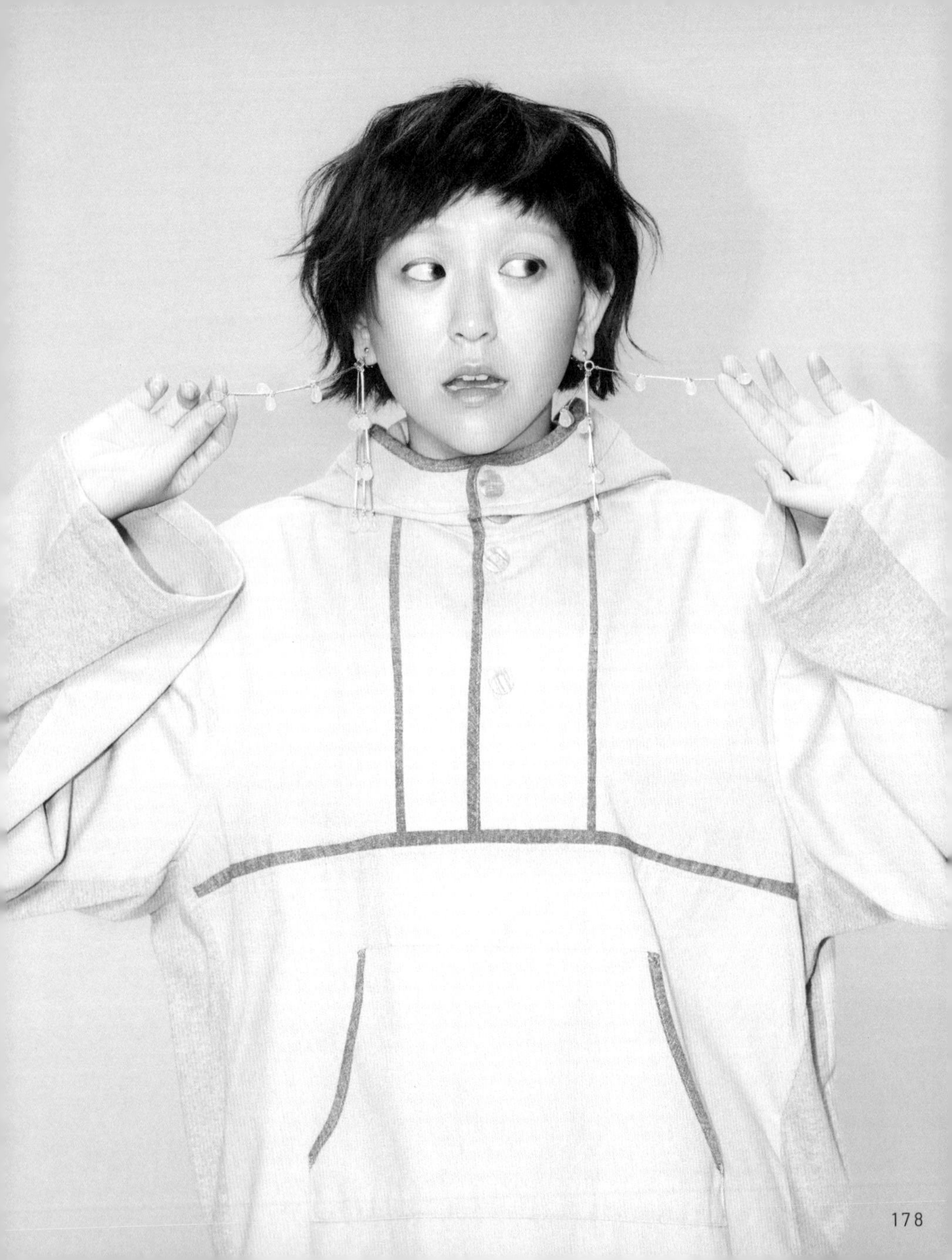

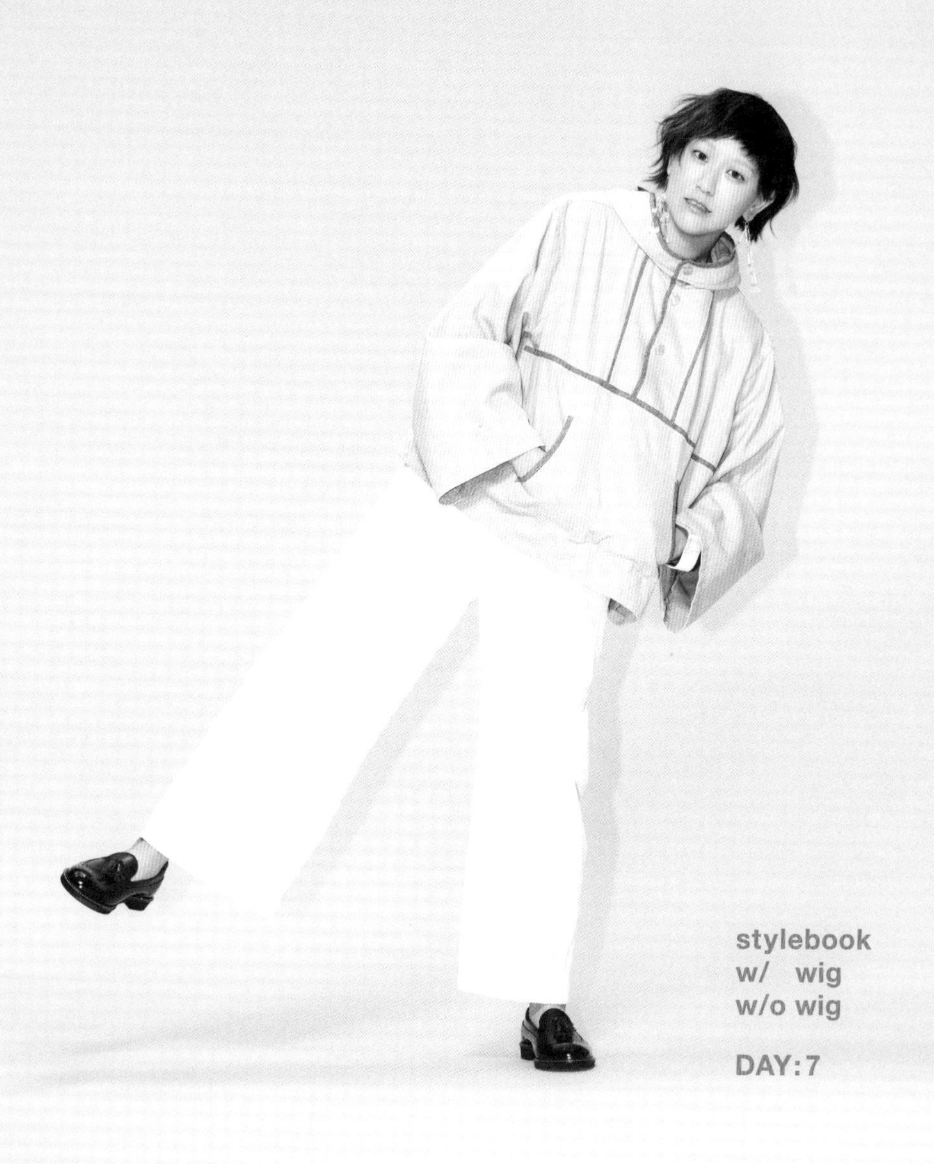

stylebook
w/　wig
w/o wig

DAY:7

HAIRSTYLIST

INTERVIEW

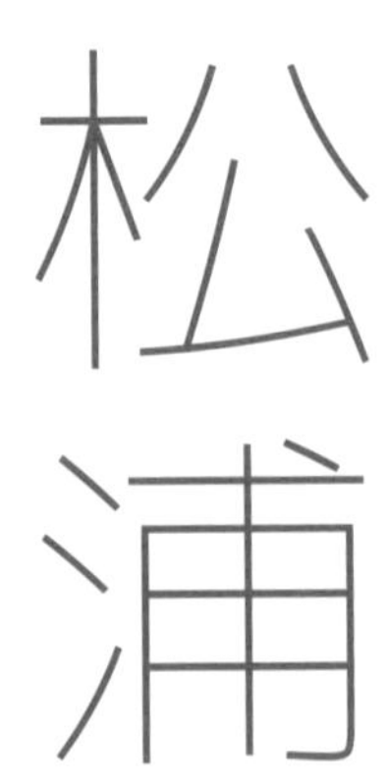

Miho Matsuura

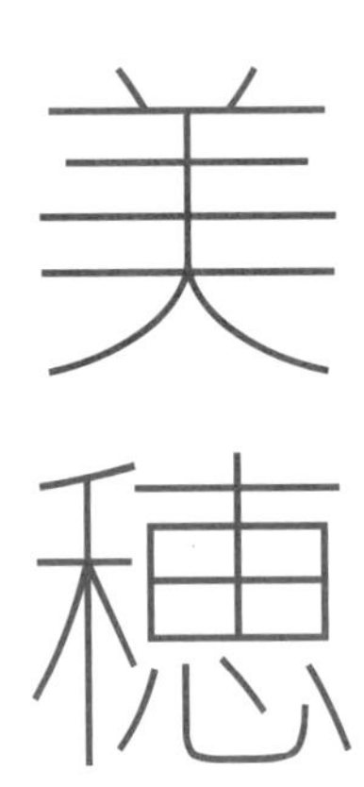

ヘアアーティスト。
TWIGGY. オーナー。
日本でジャーダックが活動を始める
20年以上前から、
ヘアドネーションの活動をしている。

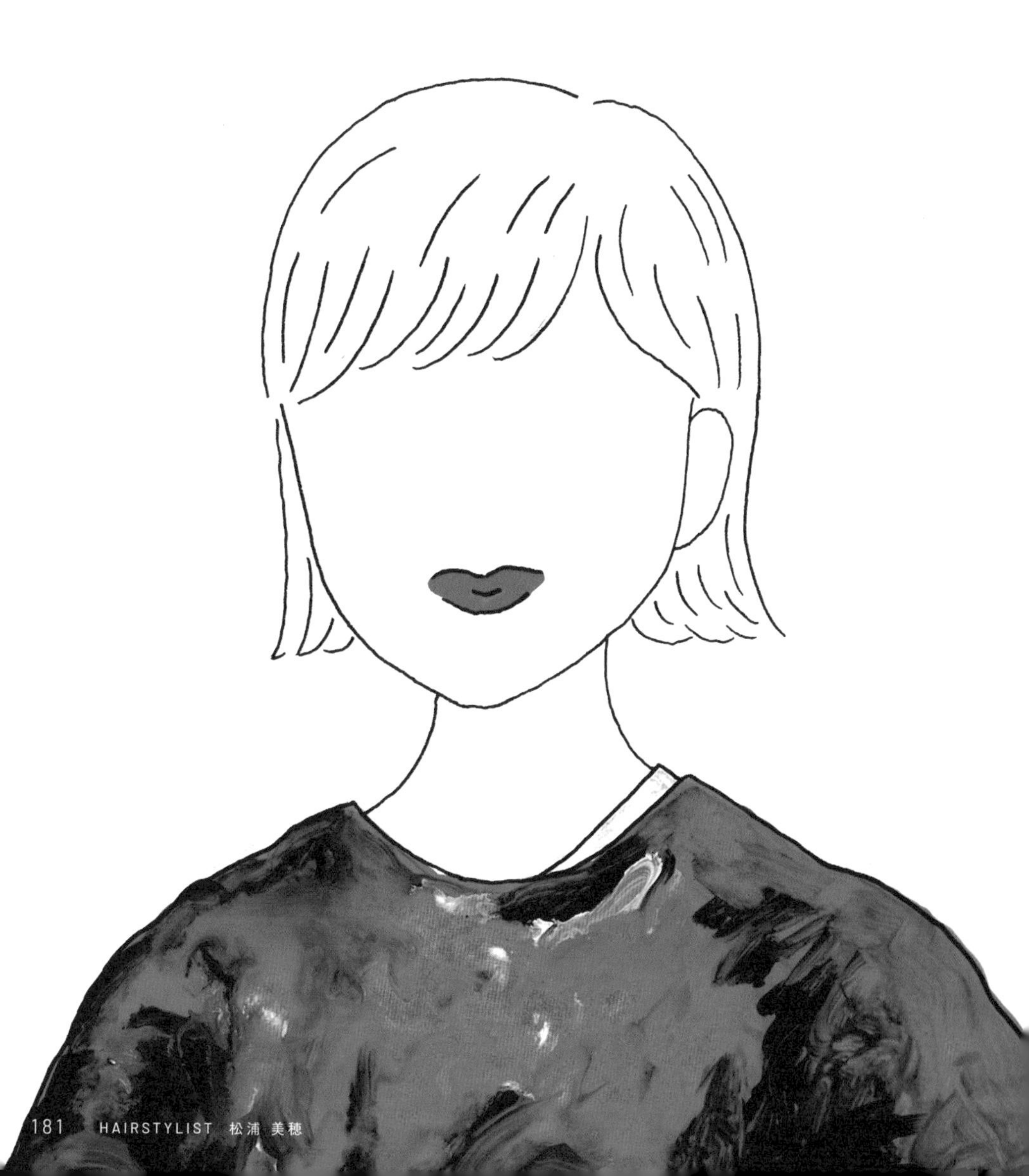

もっとバカになろうよ

22〜23年前からヘアドネーションをしています。

当時がんを患ったお客様がいらして、その方からアメリカに「ヘアドネーション」という活動があると聞き、切った髪をアメリカに送るようになりました。その頃日本にはヘアドネーションがなかったので、アメリカに髪の毛を送ってウィッグを作ってもらい、それを日本のウィッグメーカーを通して買うという感じでした。

「本当にこれでいいのか?」という疑問がありながらも、10年が過ぎ、15年が過ぎ……。そんな時、お客様からジャーダックのことを教えてもらい、それからはジャーダックに髪の毛を送っています。

ヘアドネーションを通して感じたのは「人の気」です。

髪の毛には「人の気持ち」が宿ります。人はひとりひとり違っていることがとても重要です。そして共通の「モラル」と「ルール」を持っています。

私は「ルール」は、破りながら前に進んでいくために作るようなものだと思っています。

この人に髪があるのだったら、私にも髪がなくてはいけない。

この人がカーディガンを着るなら、私もカーディガンを着なくてはいけない。

この人がソックスを穿くなら、私もソックスを穿かなくてはいけない。

そういう古い社会、慣習の「ルール」にとらわれず、「モラル」と「人と人との付き合い」の中にこのヘアドネーションを置き換えていく。

髪の毛がないっていうことはどういうことかを、大人たちが普段、家の中で喋るべきだと思うのです。

バズヘアーというんだよ、とか、トレンドらしいよ、とか。坊主頭ってかっこいいよね、とか、高校生だったらチークとか入れちゃえばいいよね、とか。

そういう会話が家の中でされることで、ファッションの一種として変えられる。

もっと楽しく、面白く、「人の気」を大切にして愛してみる。頭を使って「気」を読むのではなく、心のそこに眠っている、バカみたいに素直な自分を愛して信じてみる。それでいいんじゃないかなと思います。

パンツと同じくらい神聖なもの

髪がないと恥ずかしい。これは女性心理からくるものかもしれません。髪ってパンツと同じくらい本当に神聖なものですもの。

パンツは「性器」を守るために穿くもの。髪は頭皮（脳）を守るために生えているもの。だからこそ「見せかけの物」だけにはとどまれないのです。

「気持ち」が落ち着いたり高まったりするパンツを選ぶように、ヘアスタイルを楽しむことだってできる。そして時にはパンツを穿かずに寝る「健康法」があるように、髪の毛がないことで頭皮を整える「健康法」もある。「ファッション」を感じるヘアスタイル」とは、「パッション」をも感じるヘアスタイル。時には「無」を楽しむものだと思います。

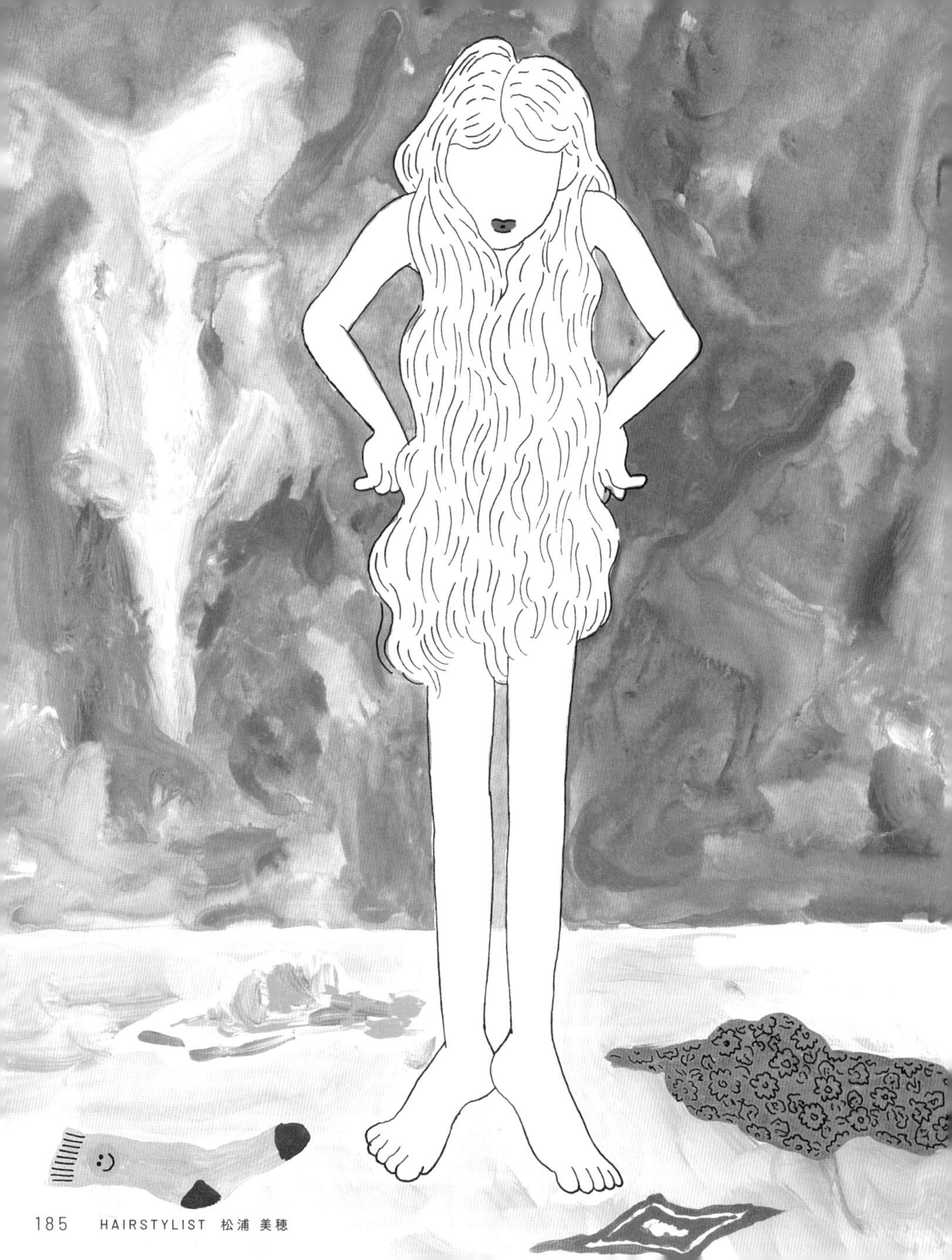

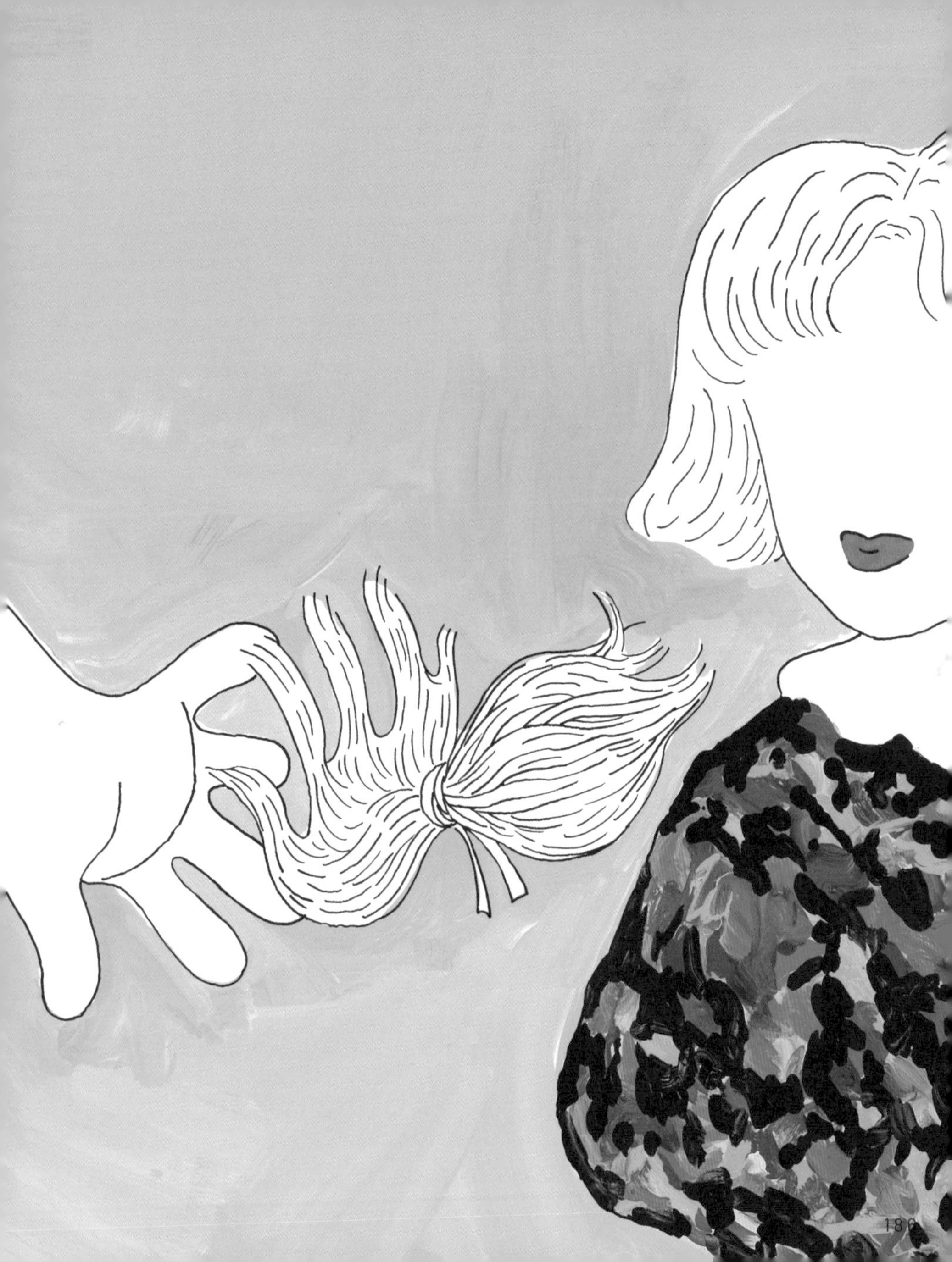

私たちはただ、バトンを渡しているだけ

全ては平和のため、愛のためにやりたい心なのだとしたら、私は自分が心から思うことに「正解」とか「間違い」とかはないと思っています。

もちろん自分と違う意見があるということを知ることは必要だと思いますが、自分が心から、この髪の毛を失った子を助けたいと思った。そして、そういう活動をしている人たちを素敵だと思った。そう思ったのであれば、それで良いと思います。

今、子どもたちは気負うことなく、自然な形でヘアドネーションを行っています。特定の誰かのためではなく、誰かは分からなくても困っている人のためになるということを「面白いな」「楽しいな」という感じで。

「あぁ、そうか、自分の心が喜ぶということはこういうことなのか」と、ヘアドネーションを通してその子の心が養われていく気がしています。

だから私は、ヘアドネーションを通して養われていく「贈る側の子ども」の成長もすごく大切にしてあげたいと思っています。未来って結局、子どもたちが創るものですから。私たちはただ、バトンを渡しているだけです。

髪の毛のない子どもたちのために、「装う」気持ちを大切に感じることに加えて、未来を創る子どもたちを育てていく、未来をより明るいものにしていく。

そういう大きな意味も込めて、ヘアドネーションを行っていけたらと思っています。

ALL ABOUT HAIR DONATION vol.07

なぜ、ヘアドネーションをはじめたの？

2人の美容師が、ヘアドネーションに挑戦したわけ

ジャーダックは2人の美容師が始めたNPO法人です。
しかし、最初からヘアドネーションに取り組もうと考えていたわけではないのです。
自分たちのサロンを立ち上げる時、まず、サロン活動と両輪となる美容師らしい社会貢献、
21世紀らしい取り組みを考えました。
その結果ヘアドネーションという方法に行き着いたのです。

21世紀ってキューブリックの世界のような、20世紀とは全然違う未来がくると思っていた。2008年に自分たちのサロンを立ち上げる時、何か21世紀らしい、新しい提案をしなくてはいけないと考えたんです(KENSHIN)

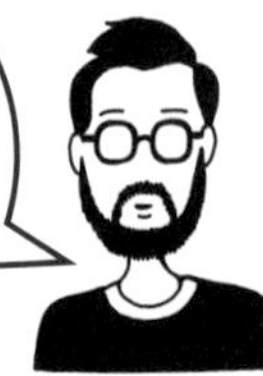

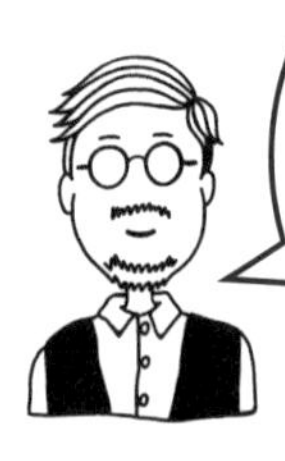

美容の仕事は、100年くらい前から大して変わっていません。技術は進歩しても人間の仕事内容は同じ。遊びたかった青春時代をつぎこんで得た技術を100年前から変わらない仕事をするためだけに使う。それも、自分たちがお金を儲けるためだけに。それではバランスが悪いんじゃないか?と思ったわけです(渡辺)

髪の毛に関連していることで何か世の中に新しい価値を提案していきたいと思ったんです。僕たちが美容師として何十年も投資してきた技術、技能は、もっと世の中の役に立つはず。それを証明したかった (KENSHIN)

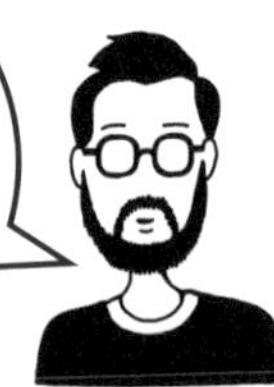

美容師という職業で、髪の毛を扱ってお金をいただく仕事をする一方で、
髪の毛に関連していることで世の中に価値を与えることができればと考えた結果が
ヘアドネーションだったのです。
髪を切るという毎日の仕事が、社会とつながる。
美容師にとってヘアドネーションは、
もっともシンプルにできる社会貢献のひとつだと2人は考えました。

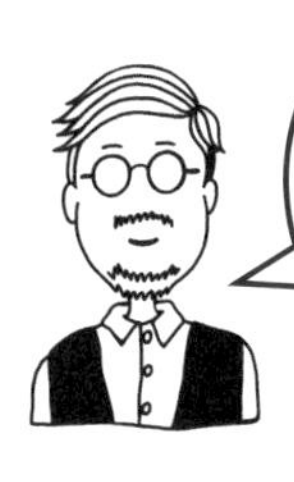

当時の日本を見回しても、まだ誰も挑戦している人がいなかったので、「それならやってみるか」と本当に軽い気持ちで始めました。その活動がここまで大きくなるとは夢にも思いませんでした（渡辺）

今まで捨てるだけだった髪の毛に価値を見出したことで、
多くの人が喜んでくれるものを作ることができた。
ウィッグを作ることができている時点で、
目的は既に達成されているのかも知れません。

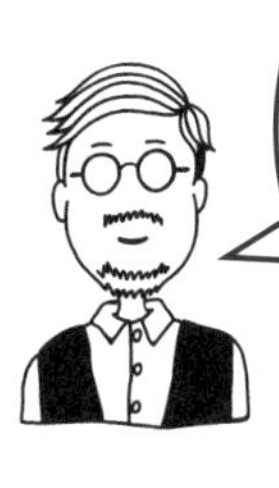

僕たちはウィッグを通してしか気持ちを伝えることができませんが、でも、その気持ちさえ伝わらなくてもいいと思っています。捨てられるはずだった髪の毛を寄付したいという人がいて、髪の毛が集まって、ウィッグを作ることができて、そして、そのウィッグを欲しいという人がいること。これだけで、もうこの活動は成功だと思っています（渡辺）

INTERVIEW

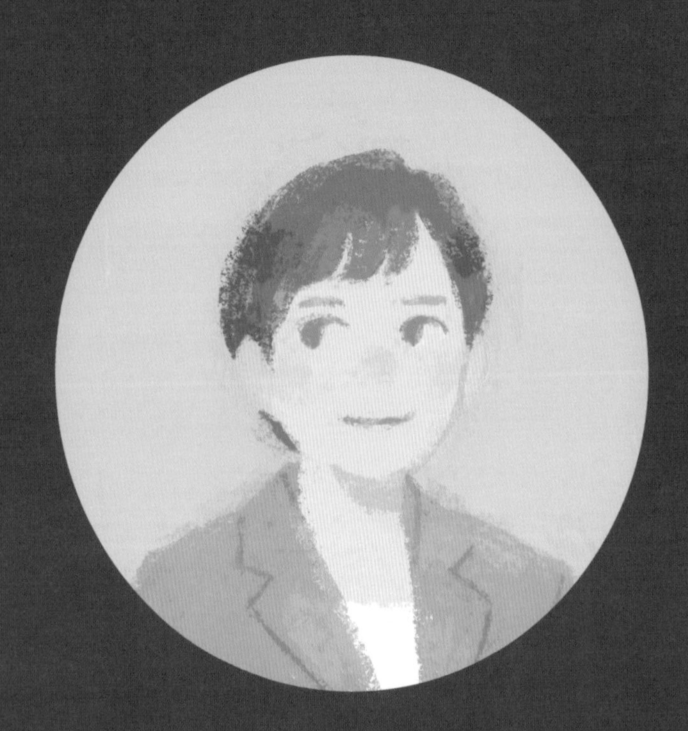

野澤 桂子

Keiko Nozawa

国立がん研究センター中央病院
アピアランス支援センター長

アピアランスケアとは：
がん患者の外見の変化に伴う苦痛を軽減し、その人らしい生活を送るために医療者が行う包括的なケア。

知ってもらうことから、すべてははじまる

人毛100%のウィッグを提供するジャーダックの活動は、「人毛神話（人毛ウィッグが最も品質が良く、自然に見える）」という誤ったイメージを広めることにつながるので、医療者としては困っていました。

技術革新が進んだ現在では、必ずしも人毛ウィッグが人工毛ウィッグより優れているとは言えません。

ウィッグの毛髪の素材には、人毛、人工毛、ミックス毛の3種類がありますが、それぞれに、それぞれの良さがあります。人毛ウィッグは選択肢のひとつに過ぎないのです。

今、ジャーダックの活動については子どもたちを支援しているという気持ち、美しい話ばかりが広がっています。

でも残念ながらジャーダックの活動は数的には支援にはなっていません。提供されるウィッグの数が圧倒的に少なく、11年間を振返っても460個程度で、小児がんに罹患する患者さんの1%にも満たない提供数になります。しかも、ジャーダックに申請してから届くまでに1~2年かかっています。もしがんの患者さんが申請したとしたら、届くまでの間に治療が終わってしまい髪の毛も生えてきてしまいます。

つまり、実数的にはジャーダッ

クの活動はそれほど役に立っていないのです。だからジャーダックの活動はファンタジー、現実と乖離した美しい夢の世界に皆を引き寄せるファンタジーなのです。

　しかしだからといって、ジャーダックの活動に意味がないとは思いません。
　脱毛症、無毛症、小児がんの治療などで髪の毛を失った子どもたちがいること、こんな病気があって困っているということを世の中に伝えたジャーダックの活動の意義は大きいと思っています。それも誰もがちょっと手を伸ばせばできる方法を提示して、です。
　なぜなら子どもたちが抱える問題を解決していくためには、まず知ってもらうこと、それが大切だからです。
　こういう子どもたちが抱える悩みは、たとえ悩みを抱える子どもたち全てにウィッグを届けたとしても解決しないからです。そういう意味でも、髪の毛を失った子どもたちがいるということをヘアドネーションの活動を通じて広く社会に知らしめたジャーダックの役割は大きいと思っています。

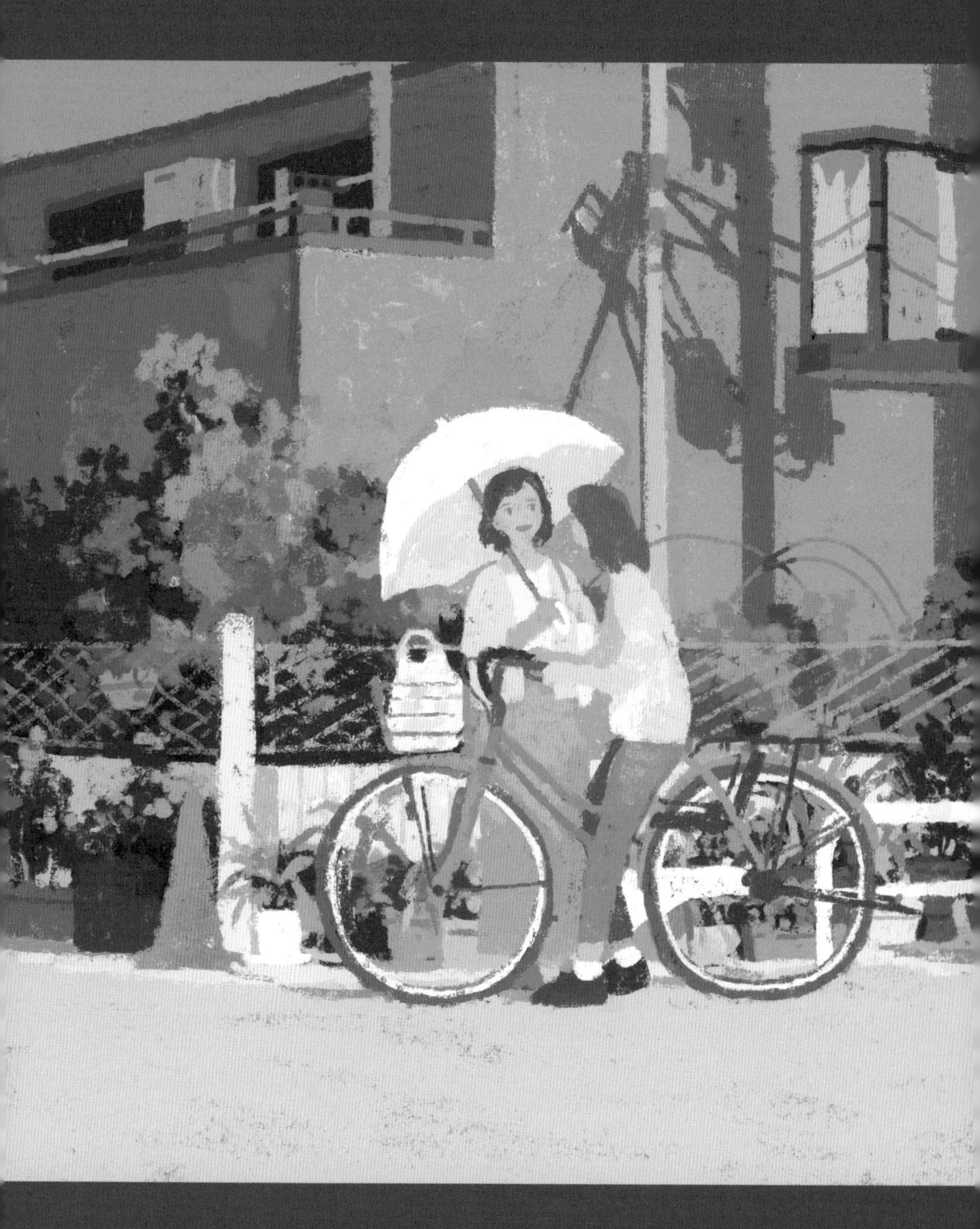

自信を持って、自分に合うものを

がんの患者さんは、純粋に髪の毛のことで悩んでいるというより、どちらかというと、髪がないことからがんだと気づかれてしまい、先がない人、かわいそうな人、と思われてしまって、これまで通りの対等な人間関係でいられなくなってしまうのではないか、ということで悩んでいます。

人間関係が変わってしまう不安が大きいことは、研究からもわかっています。だから多くの患者さんは、がんであることを知られたくない、と思ってウィッグをつけています。

患者さんの中には、がんであることを隠すために自然に見えるウィッグ、脱毛前と同じヘアスタイルのウィッグを探す人も少なくありません。しかし、脱毛前の色、質感、ヘアスタイルを再現しようとすればするほど、元の髪との違いに囚われ、不安が高まりやすいのです。また、似合わないウィッグをつけていると思うと、人と目が合わせられない、気になって髪に触れる頻度が高くなるなど、逆に人に不自然な印象を与えてしまうこともあります。

ウィッグを選ぶ時に大切なことは、自分で自信を持ってつけられるかどうかです。そして値段を見て、1年間の美容代だと思えれば買えばいいのです。

今は、若い人から年配の人まで、オシャレ感覚でウィッグを楽しむようになってきています。ならば尚のこと、価格、つけ心地、自分のライフスタイルなどに合わせて、自分に合ったものを選べばよいのです。

ある時、「もうひとつウィッグを買わないと」と言っている人がいました。とても素敵なウィッグをつけていたのですが、暗い顔をしていました。その人に「お友だちで、オシャレウィッグをしている人はいませんか?」と尋ねたら、「たくさんいる」と。

そこで、「脱毛も究極の薄毛なので、『最近私、更年期なので、髪が細くなってきてコシがなくなってきたから、娘に勧められてオシャレウィッグにしたの』って言ったら、周りの人は皆『そうなのね』で終わりますよ」と伝えたのです。その途端、顔が明るくなって、急にウィッグが馴染みだしたのです。

理由は好きに作ればいい

がんの患者さんの場合、病気のことを黙っていることになぜか申し訳ない気持ちがして、がんのことや脱毛のことを周囲に話す人もいます。でも病気は大切なプライバシーなので、そもそも人に話す必要はありません。ですから、脱毛もウィッグも知らせる必要はありませんし、理由も好きなように話しても問題ないのです。

ある女性の患者さんはスカーフを巻いて会社に復帰しました。もちろん、がんのことは一部の上司しか知りません。周囲には「イスラム圏の彼ができたの」と涼しい顔で通したそうです。周囲は「何とうらやましい！」とそれで終わり。そろそろ再発毛も終わりスカーフを外す時には「実は、別れちゃったの……」。今度も周囲は「何と残念な！」とだけで深く聞かなかったそうです。その後数年経ってから、親しい人に「実は、あの時はまだ自分の心が病気を受け入れられなくって、言えなかったの。ウソついてごめんなさい」と話したところ、皆、「信じちゃった～（笑）。でも気にしないで。大変だったね～。話してくれてありがとう」と温かな反応だったそうです。本当に心のある大切な人は、時間が経っても、つらいウソも必ず理解してくれるので心配いりません。

外見は突き詰めると社会を生きて行くための道具に過ぎません。ですから、脱毛を隠しても良いし、隠さなくても良いし、ことさら重病人のように大げさに演出しても良いのです。

患者さんの中には、目の手術痕を、普段は眼帯やサングラスで隠して生活されているのに、役所に行く時は「できるだけ目立つ大きな白い絆創膏にしていきます（笑）」と話されている方もいました。

がんになった途端に、今までオシャレだった人でも、地味なウィッグをつけなくてはいけないと思い込むことがあります。おかしいことですよね。

がんになったからといって、なぜ病人らしく暗くおとなしい格好で過ごさなくてはいけないのでしょう。それまでと同じように、あるいは新しい挑戦として、楽しく目立つ格好をしてもいいはずです。

私はそんなふうにがんの患者さんの外見のイメージが変わったらいいなと思っています。

親が100％受け入れてあげたら、大丈夫

病院にいるとよく不思議なことに出会います。脱毛していてもほとんど気にせずに過ごす人から、完璧にカモフラージュしているのに外に出られない人もいます。顔に傷痕が残ってしまったけど、そのまま平気で会社に行く人もいれば、一歩も外に出られない人もいます。つまり外見の変化の度合いと行動が比例しないのです。

なぜだろう。私たちの最初の疑問はそこでした。

最近の研究で、大人の場合は自分のがんや外見に対する考え方が、その症状と大きさ以上にその人の行動に影響を与えるということがわかってきました。

一般の人を対象にがんのイメージという統計をとると、かわいそうな人、というイメージが強いのです。大人の患者さんで、かわいそうな人と思われたくないという思いが強い人は、それまでがんの人に対して、かわいそうな人と見ていた人、偏見を持っていた人が多いのです。だから自分ががんになった時、絶対に隠さないといけないと思いがちです。

つまり、それは人の目ではなく自分の目なのです。結局、人間の行動は自分の考えによって規定されるのです。

しかし子どもの場合、親の接し方がとても大きな影響を与えることがわかってきました。

たとえば7回ぐらい手術を受けている子ですが、とても神経質に傷痕を隠しながら生活しているのです。その子の場合、親は「あなたのことは可愛いわよ」と口では言っていても、「今日は親戚が来るから、夕方4時ぐらいまで2階に上がって遊んでいなさい」と言われて育っているのですね。

つまり、その子は「可愛い」というメッセージと同時に、「あなたは人前には出てはいけない、恥ずかしい子なんだ」というメッセージ、ダブルメッセージを親から受け取っていました。

一方、13回も顔の手術をしてもとても明るいお嬢さんがいました。彼女はお姉さんの彼氏が来るという時に、「じゃ、私はどこかに行っていようか」と言ったら、親から「なんで？　妹が同席しないなんておかしいでしょう」と言われてきていました。

だから、とても心配なのはわかりますが、親御さんがお子さん以上に率先してウィッグを探すのだけはやめましょう、と伝えているのです。そうすれば、がんの子も、脱毛症の子も、こだわりがもう少し軽くなるのではないかと思うのです。

残念ながら長い闘病期間、親は子どもを100％守ることはできません。でも子どもは、外で傷つくことがあっても、少なくとも親だけは100%そのままの自分を受け入れてくれる、という自信が持てれば癒され立ち直ることができるのです。

実際、お子さんはいろいろな体験をしています。たとえば子ども同士、校庭でドッジボールをして遊んでいた時に、ウィッグが飛んでいった子がいます。その子は自分のウィッグが飛んでいく様子がスローモーションで見えたと言います。でもその時、クラスの友だちが盾になって、さっとその子を隠してくれたのだそうです。嬉しそうに話していました。それはきっと、その子にとっても、友だちにとっても、良い体験だったと思います。

もちろん嫌な思いをすることもあります。それでも私は、ウィッグをつけても、つけなくてもいいと思っています。

自分から「ウィッグをつけたい」という子どももいます。それはその子に合わせればいいのです。親がつけたくないと言っている子どもを追いかけて、いじめられるからと無理につけさせると、子どもは頭が苦しいだけではなく「そんなに隠さなければいけない恥ずかしい症状、恥ずかしい自分なんだ」と心が苦しくなります。

とにかく、子どもが選んだ方法、子どもの気持ちに合わせるということ。もしウィッグをしないという選択をしたお子さんがいて、それで誰かに何か言われることがあったら、親はそこで力を発揮してくださいと伝えています。

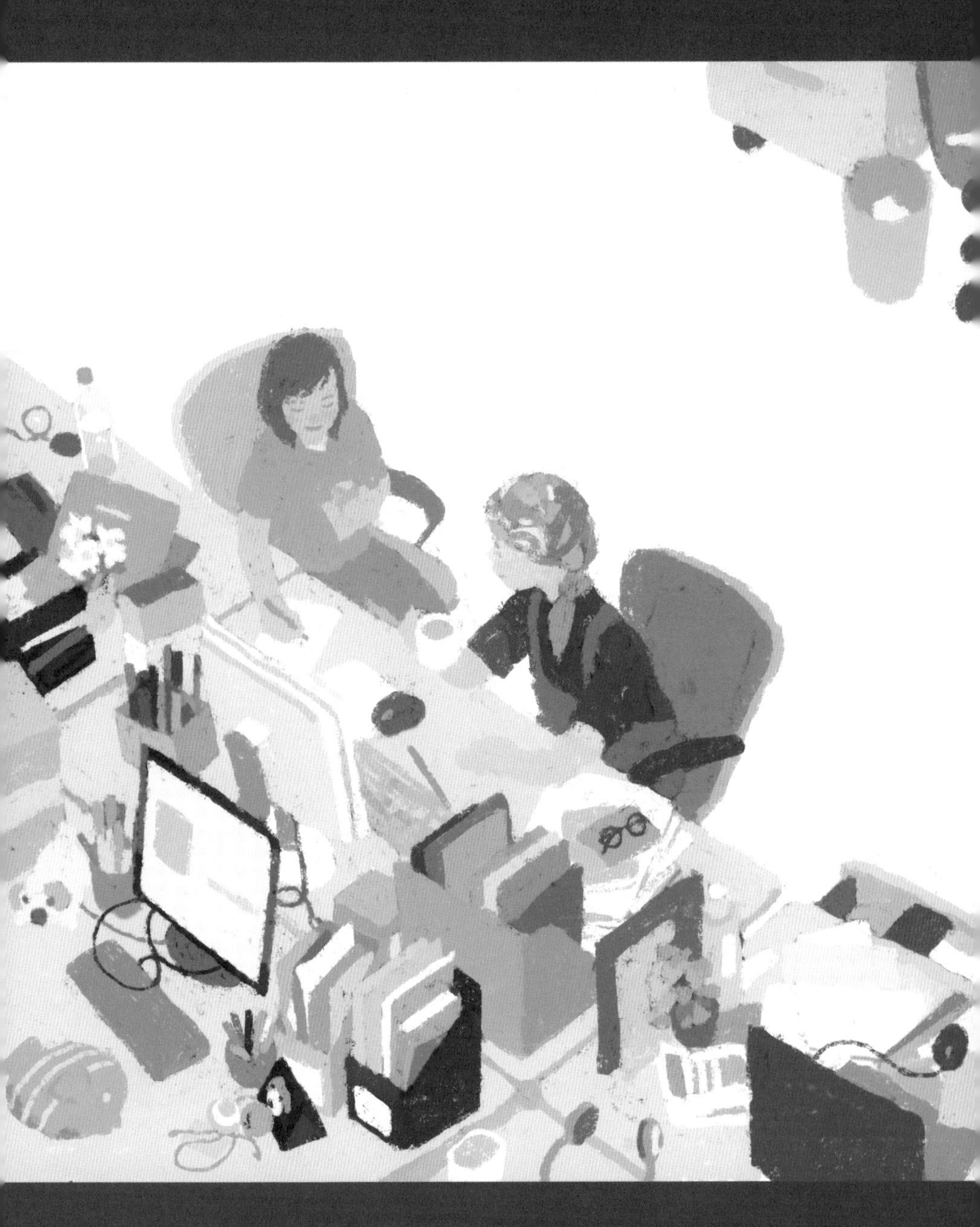

何のためにウィッグをつけているの？

当事者の子どもたちが直面していること

[ウィッグが抱える問題点]

ある地域で、ジャーダックが講演した時の出来事です。
子どもたちに、「レシピエントの方は、なぜウィッグをつけていると思いますか?」と
質問すると、誰も答えられずに一瞬静まり返りました。
すると突然、後ろにいた年配の女性が「しょうがないから」という答えをくれました。
その方はずっとウィッグをつけ続けているそうで、
「私、ウィッグなのよって気軽に言える世の中になるといいと思うけど、
今はまだ仕方ないね」
と、後でこっそり話してくださったそうです。

ウィッグは少しずつ普及しつつあるものの、
着用して日常生活を過ごすには、まだ問題があります。
ズレていないか、いつも気にしていなくてはいけない。
風が吹くと飛ばないかと気になる。
夏は暑く、蒸れる。長時間つけていると、頭皮がチクチクしたり痒くなったりする。
運動するたび、ズレないかと心配。本当は泳ぎたいのに、水泳の授業に参加できない。
電車で通学している時、周りの視線が気になる。
子どもたちのほとんどは、家に帰るとすぐにウィッグを取るそうです。

大人でもなかなか大変なウィッグを、
子どもが本当に自分で欲してつけている、
という方がまあ、珍しいのかな(渡辺)

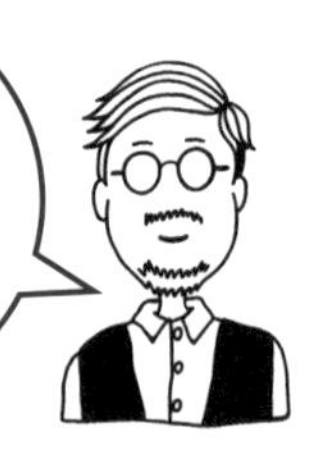

また、子どもたちの中には本当はつけたくはないのに、ウィッグをつけている子もいます。
周りの視線が気になるから。髪がないことを気づかれたくないから。
理由は様々ですが、中には親のためにつけている子もいます。
ウィッグをつけないと親が心配するから、
悲しむから、安心して欲しいから、つけているのだそうです。

また、がんを患っているある高校生の子は、
「病院にいる方が楽。学校ではみんなと同じ『普通』を演じなくてはいけなくて大変」
と言っていました。
髪の毛がないのを隠したいのではなく、
「自分はみんなと同じなんだ」と伝えるためにウィッグをつけているのかもしれません。

ウィッグをつける子どもたちは皆、それぞれの事情と向き合っています。
本来、ウィッグをつけるかつけないかは、
本人がどのような人生を歩みたいのか、そのためには何が一番良いのか、
深く考えることではじめて決められることだと思います。
でも、それに寄り添うことができるのは、
近い関係の親や友人だけで、僕たちにはどうすることもできません。

だから僕たちは、提供したウィッグが使われようが、
使われまいが、どちらでもいいと考えています。
使わなくても持っているだけで、気持ちが楽に、
前向きになるなら、それだけでも十分意味があることだと思っています。
僕たちにできることは、ヘアドネーションという活動を通じて、
生活するための選択肢をひとつ増やすこと。
今はまだ難しいですが、ウィッグをつけていなくても何も問題がない。
ウィッグをつけるかどうかは、気分で決められる。
そんなことが、当たり前な社会になればいいと思います(渡辺)

必ずしもウィッグを必要としない社会へ

つける自由と、つけない自由

「必ずしもウィッグを必要としない社会」。これがジャーダックの理想です。

たとえば、病気や事故で髪をなくしてもクラスメイトから奇異な目で見られることなく、
今まで通り付き合える、そんな仲間や友だちがいる学校だったり、
まつげやネイルと同じように、「そのウィッグいいよね」って褒め合えるような友だち関係だったり、
ウィッグなしで就活したり接客したりすることを誰もが自然に受け止める社会だったり、
ウィッグをつけることも、つけないことも、当たり前に本人が選択でき、
そのどちらも尊重する社会のことです。
そして最終的には「人の目を気にしてウィッグをつける」必要がない社会になれば、
と考えています。

しかし、ヘアドネーションという活動から考えると、
「必ずしもウィッグを必要としない社会」という理想には矛盾があります。
もし、「必ずしもウィッグを必要としない社会」になったら、
ヘアドネーションという活動は必要なくなります。
ある意味、ジャーダックの最終目標は「ヘアドネーションの発展的な終了」なのかも知れません。
逆説的ですが、これまで活動を継続してきたからこそ、
そういう社会になればいいと思えるようになってきたのだと思います。

ウィッグを提供することで「助かっている」と言ってくれる方がいる一方で、ただただウィッグを渡しさえすればそれでいいのか、という疑問はずっとあります。でも、ヘアドネーションという活動を続けることで、脱毛症、乏毛症、無毛症や小児がんのこと、髪の毛がないことで悩んでいる子どもたちがいること、じろじろ見たり、何気なく「ハゲ」や「ヅラ」と笑ったりしていることが、誰かを傷つけていること、そういうことを知ってもらえるきっかけになって欲しいのです。知る人が増えることで、少しずつかもしれませんが世の中が変わっていくと信じたい(渡辺)

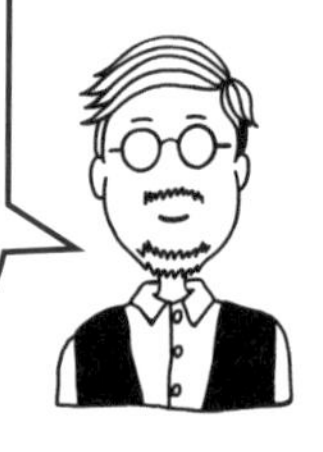

今はまだ、ウィッグをつけている方に対して
腫れ物にさわるような感じかもしれません。
親は子どもがウィッグをつけないと不安になる世の中だと思います。
でも、ヘアドネーションが広がっていったら
ウィッグをつけやすくなるかもしれない。
ウィッグのスタイルも、今日はロング、明日はショートなど
好きに選びやすくなるかもしれない。
そしていつか。
髪の毛がないことを特別視しない。
女性のスキンヘッドも当たり前に。
ウィッグをつける自由、つけない自由があり、
どちらも尊重できる。
そんなことが当たり前な社会になったらと思います。

それこそ、髪の毛があってもなくても。
足が不自由で、車いすを使っていても。
耳が聞こえなくても。
目が見えなくても。
フェアに生きられる。
そんな社会になっていけばいいと思います。

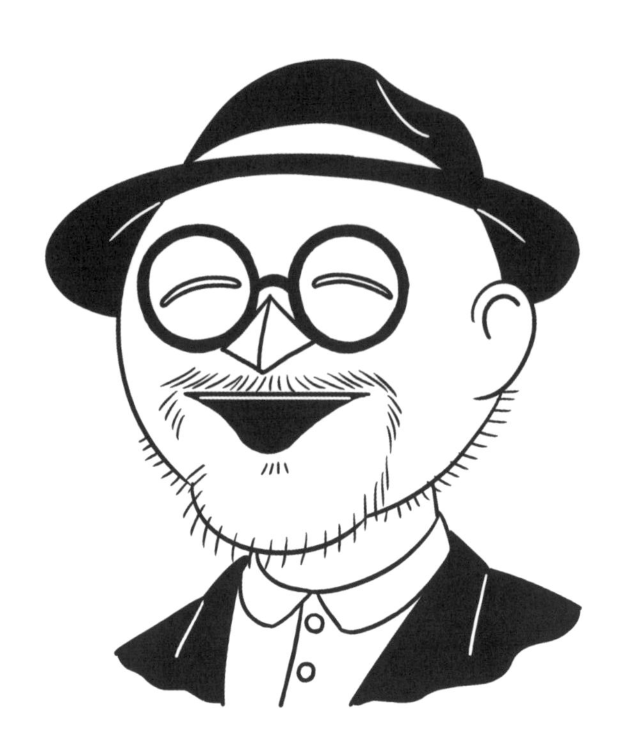

渡辺貴一

Kiichi Watanabe

ジャーダック代表理事・美容師

誰もがほどほどに心地よい社会

ウィッグユーザーに限らず、年齢やハンディキャップなど、何らかの事情があって、生きにくさを感じている方たちにとって心地よい社会というのは、他の方にとっても過ごしやすい、誰もがほどほどに心地よい社会なのではないかと思っています。

たとえば、手すりやスロープなどは、元々は足の悪い方や高齢者に向けたものかもしれません。でもそれらがあることで、足が悪くなくても、若くても、生活が少しラクになる時があると思います。重い荷物を持っている時や、疲れている時など、助かることもあると思います。

ジャーダックが理想とする「必ずしもウィッグを必要としない社会」も、ともすると脱毛症や小児がんの治療など、何らかの事情で髪に悩みを抱える方にとってのみ心地よい社会に見えるかもしれません。

でももし、夏の暑い盛りや今日は何となくつけたくないなぁと思った時、ウィッグをつけなくても過ごせるような社会、それこそウィッグをつけても、つけなくても過ごしやすい社会だったら、それはウィッグを使っていない方にとっても、今よりも少し見た目から解放され、心地よい、過ごしやすい社会なのではないかと思います。

誰かにとって心地よい社会は、自分にとっても心地よい社会であるはず。そんなことを想いながら、新たな10年を歩いていくつもりです。

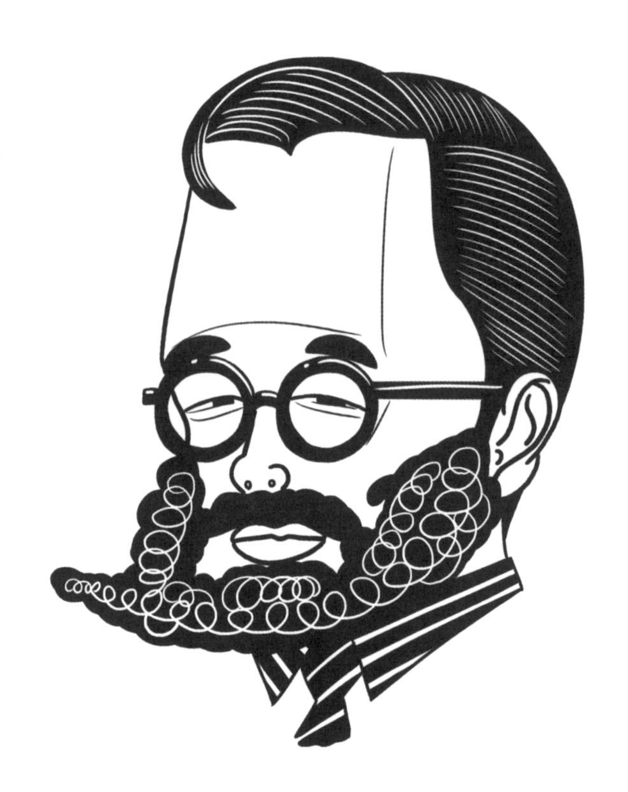

KENSHIN

ジャーダック理事·美容師

きっと未来は変わってる

ヘアドネーションの今後はポジティブに変わっていくと思います。
このヘアドネーションの活動を始めた時と現在とでは、自分が想像していたよりも状況が変わっています。
小学生を中心とした子どもたちが自主的にヘアドネーションの活動を支援してくれていること、顔も見たことがない、会ったこともない、少し困っているお友だちに、心を寄せ、協力しようという自主的な姿勢の子がすごく多いことを、目の当たりにしました。
何年か経つとその子どもたちも大きくなっていきます。
そこに僕は未来の明るさを感じます。

『31㎝』出版にあたって

2019年、団体設立10周年を迎えるにあたって、10周年記念プロジェクトを立ち上げました。

イベントや記念品を作るなど、いろいろなアイデアが出たのですが、せっかくなら、形に残るモノ、今後につながるものがいい、と本を作ることにしました。

本を作るにあたって、最初に思ったことは1つだけです。

「自分たちは子どもたちのために何ができたのか見つめてみたい。そこから、これからの未来を見つめてみたい」

ヘアドネーションはアメリカ・フロリダ州のLocks of Loveという団体が1997年に始めた活動です。

ちょうどその頃、私はヘアカラーリストとしての技術を磨くため、ニューヨークのヘアサロンで働いていました。

その当時のニューヨークは、マンハッタンの路上でも、ホームレスの方にお金を差し出す人々を毎日見かけました。「私はアメリカのために働いて、アメリカ市民の命と生活を守るために戦場にも行ったのだから、あなた方から施しを受ける権利がある」と堂々と主張する人も少なからずいたことは、今でも特に記憶に残っています。

施す人もさまざまなら、受け取る人もさまざま。多様な人が当たり前に、まるで呼吸するかのようにチャリティを循環させている。こうした価値観の社会の中でヘアドネーションが始まったのは、自然な流れなのだろうと思います。

そして帰国後、２００９年に自分たちのサロンを立ち上げるタイミングでジャーダックを設立。日本で初めてＮＰＯ法人としてヘアドネーションを開始しました。最初のうちは、「ヘアドネーション」という言葉すらほとんど知られておらず、髪の毛の寄付も月に1つか2つ。ようやく最初のウィッグを提供できたのは設立から3年後のことでした。

それが、髪の毛を寄付してくれたドナー、ウィッグを受け取ってくれたレシピエント、活動に賛同してくれたサロン、そしてヘアドネーションを広めようとしてくれた人たち、興味を持ってくれた人たちがいたことで、ここまで大きな活動となり、今では年間10万人以上、子どもから大人まで参加する活動へと成長しました。

だからこそ、この本には、ヘアドネーションに様々な立場で関わる人たちの声をそのまま載せて欲しい。

活動に賛同する声だけでなく、批判する声も含めて、全ての声を載せて欲しい。

それをぐるっと並べて眺めて見たい。

そこから、これからの10年、更にその先の未来がみえてくるのではないか、そう思ったのです。

当初、自分たちでインタビュー・執筆も行うつもりでいましたが、通常の活動を継続しながら行うことが困難だったため、出版社KuLaScip（クラシップ）に相談したところ、出版社の企画出版として、取材も含めて行っていただくことになりました。
そしてありがたいことに、ジャーダック10周年記念ということであれば、と多くの方々が取材に協力してくださり、さまざまな角度から「ヘアドネーション」を考えることができる、内容の深い本となっていきました。
更に、KuLaScipを中心に本の編集・構成を行う「チーム31㎝」が発足。ヘアドネーションに賛同する撮影関係者、イラストレーターの方々のご協力も得て、ビジュアル感溢れる本に仕上がりました。
この場を借りて御礼申し上げます。
また、これまで活動を支えてくれた職員とボランティアの皆さま、陰日向に私を支えてくれた家族、時には慈しみ時には厳しい言葉で私を鼓舞してくれるパートナーに対し、心からの謝意を表します。
当初予定より時間がかかり、12年目に出版することとなりましたが、多くの方々のご協力でできあがったこの本を皆さまにお届けできることを嬉しく思っています。
ジャーダックはこれからも、ウィッグを必要とする子どもたちが1人でも存在する限り、活動を続けていきたいと思います。

特定非営利活動法人
Japan Hair Donation & Charity
代表理事　渡辺貴一

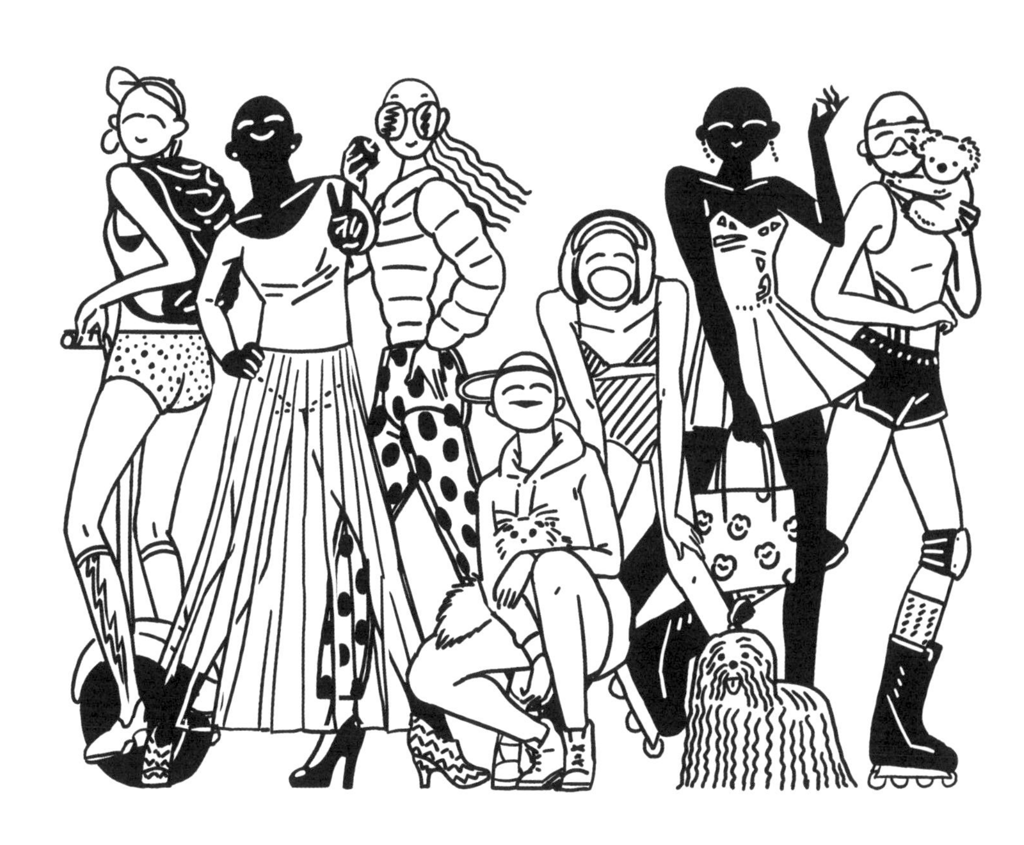

STAFF

INTERVIEWER / EDITOR:岡見京子
ART DIRECTOR:小林祐司 / 小暮菜月
COPYWRITER / EDITOR:戸澤麻里子
EDITOR:田口悠大
PLANNER:杉山芽衣 / 小渕朗人

PHOTOGRAPHER:長野柊太郎
HAIR & MAKE UP:林佐知子
STYLIST:安藤穂果
RETOUCHER:中里有貴
PRODUCER:比留間雄大
CAMERA ASSISTANT:
下村恵 / 太林澪 / 山口耀予 / 糸井萌

ILLUSTRATOR:
P.14-21　北林みなみ
P.32-39　an
P.46-57　NAKAKI PANTZ
P.60-65　unpis
P.66-73　マトバユウコ
P.80-87　せきやゆりえ
P.88-97　mollydomon
P.102-105　中島ミドリ
P.108-111　志村洸賀
P.116-131　赤沼夏希
P.138-149　中山信一
P.158-165　一乗ひかる
P.180-187　オートモアイ
P.190-201　しらこ
P.206-213　牛木匡憲
(掲載順)

SUPERVISOR:
渡辺貴一
KENSHIN

SPECIAL THANKS

INTERVIEW:
佐野心咲さん
佐野心咲さんのお母さん
木村仁さん
川田香保子さん
山中真由実さんのお母さん
淺羽一さん
加藤みゆきさん
竹内芳さん
竹内芳さんのご両親
若尾美空さん
柴咲コウさん
吉田薫さん
當間紀之さん
中庭廣明さん
松浦美穂さん
野澤桂子先生
山﨑明子さん

PHOTO:
筆本茉詩路さん
當間紀之さん
佐野心咲さん
佐野心咲さんのご両親
吉田薫さん
小暮彩月さん

北海道帯広三条高等学校
　放送局顧問　安藤佳寿哉先生
株式会社アデランス
株式会社トライン
コカ・コーラ
　ボトラーズジャパン株式会社
ツバメタオル株式会社
株式会社デリシアスエーシー
花王株式会社研究開発部門

ABISTE
P.23　イヤリング
P.133　ネックレス、イヤリング、リング
P.132　イヤリング、ネックレス
P.168　イヤリング、ネックレス
P.172　ネックレス、リング

AIKON
P.23　ネックレス
P.23　ネックレス
P.30　イヤーカフ
P.28　イヤリング
P.136　イヤリング
P.170　左耳イヤーカフ
P.178　イヤリング

ANOW
P.23　ベージュワンピース
P.28　トップス
P.173　スカート

umu
P.30　トップス
P.167　ワンピース、パンツ
P.173　バッグ
P.176　トップス
P.179　トップス

phenomena collection/
XANADU TOKYO
P.26　両手リング
P.134　左耳イヤーカフ
P.170　右耳イヤリング、
　ネックレス、ブレスレット
P.176　ネックレス

HARUTA
P.170 / P.176 / P.179　各シューズ

*本書の役職、学年は、2020年12月現在のものです。
*P44-45とP107に掲載した毛束の写真は、提供者の許可を得て撮影しています。

本書の印税は、ジャーダックに全額寄付されます。

31cm

ヘアドネーションの今を伝え、未来につなぐ

発行日　2021年6月15日　初版第1刷発行
2023年8月22日　第3刷発行

監修　特定非営利活動法人Japan Hair Donation & Charity
(通称NPO法人JHD&C〈ジャーダック〉)

取材・文　岡見京子
編集・構成　チーム31cm(小暮菜月、戸澤麻里子、田口悠大、岡見京子)
ブックデザイン　小林祐司、小暮菜月
撮影　長野柊太郎
イラスト　赤沼夏希、an、一乗ひかる、牛木匡憲、unpis、オートモアイ、北林みなみ、志村洸賀、しらこ、
せきやゆりえ、中島ミドリ、中山信一、NAKAKI PANTZ、マトバユウコ、mollydomon(50音順)

校正　株式会社鷗来堂
印刷・製本　株式会社シナノ

発行者　田口京子
発行所　株式会社KuLaScip(クラシップ)
〒154-0024
東京都世田谷区三軒茶屋1-6-4
https://kulascip.co.jp

この本に関するご意見・ご感想をメールでお寄せいただく場合は、
info@kulascip.co.jpまでお願いいたします。

ISBN978-4-9910148-5-7